DE L'INFLUENCE

DE LA PEYRONIE,

SUR LE LUSTRE ET LES PROGRÈS

DE LA CHIRURGIE FRANÇAISE;

OUVRAGE COURONNÉ PAR LA SOCIÉTÉ DE MÉDECINE-PRATIQUE
DE MONTPELLIER, DANS SA SÉANCE DU 1.er JUIN 1819.

Par M. BRIOT,

Ancien Chirurgien de Première Classe aux Armées, Docteur et
Professeur en Chirurgie, Chirurgien en chef de l'Hôpital Civil
de Besançon, Membre de l'Académie des Sciences de la même
Ville, et de plusieurs Sociétés savantes.

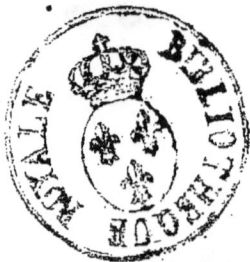

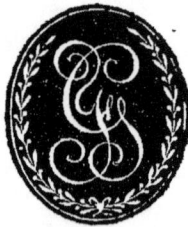

BESANÇON,

DE L'IMPRIMERIE DE GAUTHIER FRÈRES ET C.e,
LIBRAIRES.

1820.

DE L'IMPRIMERIE DE TAULIN

AVIS DES ÉDITEURS.

Monsieur BRIOT, nous ayant confié l'impression de son Ouvrage intitulé : *de l'Influence de La Peyronie sur le lustre et les progrès de la Chirurige Française ;*

Nous avons pensé satisfaire les Lecteurs, en le faisant précéder du programme de la Société de Médecine-pratique de Montpellier, qui l'a couronné dans sa séance solennelle du 1.er Juin 1819.

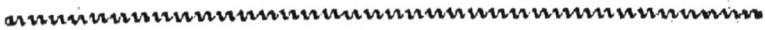

EXTRAIT

DU PROGRAMME

PUBLIÉ

PAR LA SOCIÉTÉ DE MÉDECINE-PRATIQUE DE MONTPELLIER,

A LA SUITE DE SA SÉANCE SOLENNELLE DU 1.ᵉʳ JUIN 1819.

Lᴇs motifs qu'a eus la Société de Médecine pratique, en proposant pour sujet de l'un de ses prix la question suivante : Quelle a été l'influence de La Peyronie sur le lustre et les progrès de la chirurgie en France, ont été suffisamment exposés dans le programme publié à l'occasion des prix proposés pour les années 1817 et 1818, sur-tout dans celui qui, sous la date du 15 Décembre 1817, rend compte des mémoires envoyés au concours sur la question énoncée, du jugement qui en fut porté en cette époque solennelle, et de la nécessité où se trouva la Société de la proposer pour le sujet d'un prix à distribuer en 1819. Ce délai a valu à cette Compagnie plusieurs mémoires, parmi lesquels elle en a distingué deux, entre les auteurs desquels elle a cru devoir partager les prix dans l'ordre suivant.

L'auteur du premier de ces mémoires, inscrit sous le n.º 3, est M. BRIOT, ancien chirurgien de 1.ʳᵉ classe aux armées, docteur et professeur en chirurgie, chirurgien en chef de l'hôpital civil de Besançon, membre de plusieurs Sociétés Savantes. Il lui a été accordé une médaille d'or de la valeur de 250 francs.

L'auteur du II.ᵉ mémoire est M. ROUZET, docteur en Médecine de la Faculté de Montpellier, ex-chirurgien des armées françaises, membre de la Société académique de Marseille. Il lui a été décerné une médaille de la valeur de 50 francs.

La différence de valeur établie entre ces couronnes académiques, met sans doute le travail de M. Rouzet à une grande distance de celui de

M. Briot. *En effet, M. Rouzet, s'étant mépris sur le sens du Programme, a plutôt écrit une sage biographie de La Peyronie, qu'un discours sur l'influence qu'a eue ce grand chirurgien sur les destinées de son art. La Société a vu cette erreur avec d'autant plus de regret, que cet auteur avait sagement écarté de son travail tout esprit polémique; qu'il s'était empressé, comme il le dit lui-même, de tirer le rideau sur les manœuvres odieuses, qui furent employées tour-à-tour contre une rivale déjà célèbre, préférant de porter toute son attention sur les conséquences avantageuses pour la science, qui en furent les résultats.*

M. Briot, *au contraire, qui s'est présenté deux fois au concours, a très-heureusement maîtrisé son sujet; et malgré qu'il ait évidemment profité des avis donnés aux concurrents dans le Programme de la Séance solennelle du 15 Décembre 1817, parce qu'il n'y a que, pour les hommes véritablement instruits, qu'une sage critique tourne au profit de la science; toutefois le lecteur impartial lui reprochera certainement de ne s'être point assez défait de toute prévention, même d'une certaine animosité, en ressassant* les longues disputes qui ont jadis existé entre les médecins et les chirurgiens; n'ayant point assez senti qu'il est des choses qui tiennent aux âges de la civilisation ou aux mœurs du temps; qu'à une époque où la critique devient sans motif comme sans utilité, il doit paraître peu généreux d'exhumer à tous propos des raisonnements qui, de toutes parts, attestent l'exagération, et pour lors des torts communs ou une déplorable récrimination; et que traiter, avec autant de dédain que de dureté, les antagonistes de la chirurgie, qui, dans le fait, étaient d'accord avec l'ordre politique du temps, est, en quelque manière, s'identifier avec des erreurs que l'on combat ou des vices qu'il était plus décent de pardonner.

A part ces réflexions, faites dans le véritable intérêt de la science, ou dans celui des associations scientifiques, qui doivent toujours craindre d'appuyer par leurs suffrages, des opinions que la masse seule des savants doit irrévocablement juger; M. Briot mérite le tribut le plus complet d'éloges, pour avoir présenté La Peyronie, avec toute la dignité d'un panégyriste éclairé et profond. Cette partie de son mémoire est traitée avec une supériorité peu commune. Combien ne fait-il pas aimer un homme, grand par lui-même, plus grand encore par l'emploi de sa protection et de sa fortune; qui cherche le talent sans jalousie, qui place le mérite sans petitesse, et dont le crédit est, tout entier, pour le savant modeste si souvent écrasé par l'intrigue, dont les protecteurs connaissent toute la bassesse, sans se défaire toujours du méprisable penchant à la faire triompher.

DE L'INFLUENCE

DE LA PEYRONIE,

SUR

LE LUSTRE ET LES PROGRÈS

DE LA CHIRURGIE FRANÇAISE.

OUVRAGE COURONNÉ PAR LA SOCIÉTÉ DE MÉDECINE-PRATIQUE DE MONTPELLIER, DANS LA SÉANCE DU 1.er JUIN 1819.

L ORSQUE, pendant vingt-cinq années consécutives, Louis, à l'ouverture des cours qu'il faisait à Saint-Côme, venait, en rappelant les services rendus à la Chirurgie française par La Peyronie, verser des larmes sur sa tombe (1); il avoit le sentiment récent de ce que ce grand homme avait fait pour son art et pour l'humanité. Et lorsque, un demi-siècle plus tard, la société de Médecine de la moderne Épidaure cherche à rappeler l'influence qu'il

---

(1) Éloge de Louis, par Sue.

a eue sur le lustre et les progrès de la Chirurgie, c'est qu'elle sait que s'il est utile de
montrer comment un homme modeste et sans
ambition est parvenu à la première place de
son état, il ne l'est pas moins, lorsqu'il l'a remplie dignement, de l'offrir à l'imitation de ses
successeurs, s'ils veulent se soustraire à l'obs-
curité ou au mépris attaché au nom des individus qui peuvent l'occuper sans la mériter ni
la remplir (1).

Dans la culture des Sciences et des Arts, la
plupart des hommes ne font que suivre la
route tracée par ceux qui les ont précédés.
Heureusement, pour leur agrandissement, il
paraît à certaines époques quelques êtres pri-
vilégiés qui semblent nés pour en changer la
face, en remplir les lacunes, en agrandir la
sphère, leur donner un lustre nouveau ; dont
l'activité concentrée vers un seul objet ne s'en
laisse distraire par aucun soin étranger ; dont
l'âme forte et courageuse n'obéit qu'au seul
besoin d'augmenter la somme des connaissances ; qui, dégagés de tout intérêt personnel,
non-seulement ne craignent pas d'associer les

---

(1) Le vénérable Père Élisée était premier Chirurgien de
S. M. Louis XVIII, lorsque ceci a été écrit.

hommes à talents à leurs travaux, mais savent leur communiquer un zèle et un enthousiasme semblables à ceux qui les animent, et consacrent leur existence, leur fortune, leur réputation, la faveur qu'ils obtiennent, aux progrès et à l'ennoblissement de l'objet de leur culte. Tels l'Histoire nous montre un petit nombre d'hommes ; tel, elle nous fait voir La Peyronie dans l'exercice d'une des professions les plus utiles au genre humain. Heureux si, essayant de tracer le tableau du bien qu'il a fait, je parvenais à rendre ce tableau digne de son modèle, digne de ses juges, capable d'exciter parmi les héritiers de la place qu'il a occupée, le desir de l'imiter!

Dans les premiers siècles de la Monarchie française, lorsque la barbarie avoit étouffé toutes les Sciences, livré à des femmes, à des moines, à des hommes grossiers, l'Art de guérir n'était qu'un pur empyrisme : il était avili par l'ignorance même de ceux qui s'en étaient emparés. Les premières lueurs répandues sur les Sciences ne l'éclairaient point encore. Le vulgaire trouvait assez d'habileté dans ceux qui savaient vanter leur expérience et leurs secrets. Les Chevaliers, héros de ces temps reculés, confiaient aux Dames le soin

d'une vie qu'ils exposaient si facilement pour
elles. Les Grands et les Rois étaient livrés aux
moines et aux médecins qui se formaient dans
les monastères. La hardiesse et la témérité donnaient seules le droit de décider de la vie des
hommes. Ceux qui se vantaient d'être initiés
dans les mystères de la médecine, n'avaient
qesoin, pour persuader, que de leur propre
témoignage : tant l'Art de guérir est sûr de
trouver des ressources dans la crédulité, dans
la crainte de la douleur et de la mort!

Cependant on commença à secouer la pous-
sière qui couvroit Hippocrate, Aristote et
Galien. On les lut; on crut les comprendre.
Ceux qui les étudiaient ne voulant pas être
confondus avec ceux qui exerçaient la Médecine sans la savoir, donnèrent des leçons et
attirèrent l'attention publique. La rareté du
savoir, le respect que l'on portait au seul
nom de savant, leur donnèrent de nombreux
disciples. On étudia la Nature dans les ouvrages des Grecs et des Arabes. Mais la connois-
sance de la Nature et de ses phénomènes était
réservée pour un temps plus éloigné de celui où
se faisaient les premières tentatives de l'établissement de la médecine en France.

Alors on n'avait point encore établi la

distinction de médecins et de chirurgiens.
La médecine et la chirurgie étaient une
seule et même science, ou plutôt c'étaient
deux branches d'une même tige. La médecine
était l'exercice de l'art plus circonscrit, puisqu'elle se bornait aux conseils et aux moyens
internes. La chirurgie était une médecine plus
étendue, puisqu'elle joignait aux conseils et
aux moyens internes les secours de la main.
Si les deux professions furent quelquefois par-
tagées; comme aucune loi n'avait fixé de li-
mites, n'avait accordé des droits, des privilèges, n'avait mis des restrictions à quelques
parties de l'art, le choix était libre : comme
aujourd'hui un chirurgien peut se livrer aux
opérations de son art, sans négliger l'étude,
et sans renoncer au traitement des affections
internes.

Ces deux classes de médecins ne trouvèrent
pas un égal accueil près de l'Université, seul
corps alors dépositaire des connaissances.
Elle adopta les uns, leur prescrivit le célibat:
au lieu de guérisseurs, elle en fit des prêtres,
des ecclésiastiques, des chanoines, à qui elle
fit abjurer la chirurgie comme un art mécanique, indécent, et parce que l'*Eglise abhorre
le sang :* comme si, suivant la remarque de

Louis, celui que l'on répand pour en conserver la source, n'eut pas dû être exempt de cet
anathême. Les autres restèrent laïques, ne furent point de l'Université ; mais ils voyaient et
traitaient des malades, tandis que les premiers
jouissaient d'un loisir que le public troublait
trop rarement à leur gré. Ils cherchèrent à
s'en venger en éloignant de plus en plus leurs
rivaux de l'Université, s'efforçant de les faire
regarder comme des hommes impurs qui ne
pouvaient exercer que la partie mécanique
de l'art, et incapables de s'élever aux savantes
conceptions qui constituent la Science de la
Médecine.

Cependant la Chirurgie fançaise commençait à compter quelques hommes de mérite.
Un des plus célèbres fut Pitard, premier promoteur des progrès de son art, et fondateur
du Collège des chirurgiens. Les Quatre-Maî-
tres, qui donnèrent un code formé des dé-
bris des chirurgies grecque, romaine et arabe.
Lanfranc, qui apporta des nouvelles lumières
d'Italie ; Mondaville, qui publia le résultat
d'une longue et savante expérience ; Le Myre,
dont le nom a été si long-temps prononcé
quand on a voulu parler d'un grand chirurgien, et dans la famille duquel la chirurgie

était héréditaire, comme la médecine l'avait été dans celle des Asclépiades. Roger, Rolland, Brunus, Théodoric, Guillaume de Salicet, la Rivière, le Comte, Guy-de-Chauliac, qui donnèrent des leçons, formèrent des élèves, firent des réceptions solemnelles, et laissèrent des ouvrages qui donnèrent le premier lustre à la Chirurgie française. L'opinion publique, l'estime des souverains les indemnisèrent amplement de la jalousie des médecins, du dédain de l'Université, et furent la plus douce récompense de leurs travaux.

Cependant les médecins supportaient impatiemment le joug du célibat : ils trouvaient, dans les bénéfices et les honneurs, une faible indemnité des privations qu'ils s'étaient imposées. Ils pensèrent qu'il pouvait bien ne pas y avoir incompatibilité entre le mariage et l'exercice de la médecine. Un cardinal aima mieux leur permettre d'avoir des femmes que leur donner des bénéfices. Privés de ceux-ci, devenus chefs de famille, ils éprouvèrent des besoins. Leur ambition s'éveilla et ne respecta bientôt plus ni les usages ni les lois qui les appuyaient. Au lieu de voir dans les chirurgiens des émules, ils ne virent que d'odieux rivaux, des usurpateurs, dont ils préten-

dirent être les instituteurs et les chefs. Ils leur
suscitèrent des ennemis parmi des hommes à
qui ceux-ci avaient dédaigneusement et abu-
sivement abandonné les petites opérations,
telles que les saignées, le pansement des fu-
roncles, des vésicatoires, des plaies légères,
et qu'ils dirigeaient et avaient à leurs ordres,
comme les architectes dirigent les manou-
vriers : comme aujourd'hui, en Amérique,
un chirurgien confie à son nègre le soin de
donner un clystère, d'appliquer un cata-
plasme.

Les médecins leur firent accorder par une
loi ce que les chirurgiens leur avoient abandonné par dédain. On permit à des gens qui
ne devaient qu'obéir, d'agir par eux-mêmes
et en maîtres. Les médecins leur accordèrent
protection, leur donnèrent des espérances,
leur ouvrirent les portes de leurs Ecoles, en
leur interdisant toute autre instruction.
L'on vit ces mêmes Ecoles remplies d'auditeurs qui portaient sur leurs habits les
marques du métier qu'ils avaient exercé
le matin ; ce qui auroit dû déshonorer les
Professeurs, si les Profeseurs avoient eu le
sentiment de la dignité des fonctions qu'ils
remplissaient. Ils firent avec eux un contrat

par lequel ceux-ci promirent soumission ,
respect, obéissance. Les médecins promirent
de les instruire , de les protéger , de les dres-
ser contre les chirurgiens. Ils les présentèrent
au public comme gens instruits , et dignes de
sa confiance; ils leur accordèrent le droit d'o-
pérer, et leur donnèrent le nom de chirurgiens,
en y ajoutant celui de leur premier métier,
comme un Talisman contre l'orgueil, et pour
leur rappeler leur origine. Bientôt, les opérations les plus délicates n'effrayèrent plus l'ignorance de ces *bâtards* d'Esculape : ils s'appro-
prièrent ce qu'il y a de plus relevé en chirurgie:
ils en auraient infailliblement opéré la ruine ,
si, moins fiers de leurs nouveaux titres, moins
enflés de vanité , ils n'avaient manifesté des
prétentions , et voulu rivaliser avec leurs
maîtres , qui les abandonnèrent au ressenti-
ment des chirurgiens qui leur firent interdire
des fonctions qu'ils ne pouvoient exercer
qu'aux dépens du public.

Alors on vit les médecins chercher d'autres
suppôts , d'autres rivaux aux chirurgiens, et
ils crûrent les avoir trouvés dans des manœuvres d'une autre espèce (les Etuvistes); qui
ne soupçonnaient guères que les fonctions
qu'ils exerçaient pussent les rapprocher de

celles des médecins. Mais les réclamations
des premiers élèves des médecins , et sur-
tout l'opinion publique, firent une prompte
justice d'une association aussi ridicule qu'avi-
lissante pour les maîtres.

La jalousie des médecins éclata de nouveau,
en voyant les chirurgiens jouir des honneurs
littéraires, donner des grades à leurs élèves,
leur faire soutenir des actes publics, et, peut-
être, chercher à s'indemniser, par quelques
excursions dans le champ de la médecine, des
rapines qu'exerçoient dans leur domaine les
illégitimes collégues qu'on leur avait donnés.
Ils s'adressèrent à l'Université pour les aider
à assujettir les chirurgiens, les obliger d'assister à leurs leçons, de s'inscrire sur leurs re-
gistres. Mais la chirurgie commençait à paraître un art intéressant, et qui méritait la
protection qu'il réclamait. Les guerres, les
dissentions publiques, en rendaient la nécessité
plus fréquente et plus palpable. On reconnut
que toutes les sciences appartenant à l'Université, la chirurgie ne pouvait en être séparée ;
que ses privilèges devaient être les mêmes
que ceux des autres sciences. l'Université reçut les chirurgiens comme ses enfants : leurs
élèves prirent les titres de Bacheliers, de Li-

cenciés, de Maîtres, de Docteurs; leur École fut appelée *Faculté de Chirurgie*. Pour justifier de telles faveurs, les chirurgiens ne s'occupèrent qu'à illustrer leur art par de nouveaux progrès, reformèrent le collège de chirurgie, bâtirent des amphithéâtres, et méritèrent, enfin, *que Louis XIII ajoutât à leurs armes une fleur de lys d'or rayonnée, et voulut faire partie de leur confrérie.* (Jurisp. de la Chirur., page 162.)

Alors parurent le Vavasseur, les deux de la Noüe, Héry, et Ambroise Paré, qui les surpassa tous, soumit tout à l'expérience, enrichit l'Art d'une foule de découvertes, et prépara les étonnants progrès qu'il devait faire à l'époque dont l'histoire est le sujet de cet écrit. Son immortel ouvrage, répandu dans tous les pays, traduit dans toutes les langues, a formé les deux Fabrice, l'ingénieux Marchettis, le profond Magatus, le savant Scultet, l'éloquent et analyste Pigray, le judicieux de Marque, les lythotomistes Germain, Laurent et Philippe Colot, Séverin Pineau, et Girault, dont Daleschamp publia les travaux : Guillemeau, qui débrouilla l'Art des accouchements ; les d'Amboise, dont les aïeux ont toujours exercé la chirurgie avec honneur, et se sont constamment rendus dignes de la confiance des souverains qui gouvernaient la France : Covillard, Thévenin, Habicot, Jean Legrand, qui jouirent d'une réputation méritée ; Rousset, qui se déclara partisan de l'opération césarienne ; Bienaise et Roberdeau ; qui élevèrent un monument à l'honneur de l'Art qui avait fait leur réputation et leur fortune, en instituant des fonds destinés à payer les honoraires de deux démonstrateurs. Enfin, plus tard parurent Mauriceau, qui surpassa tout ce qui l'avait précédé dans l'Art des accouchements ; Dionis, qui a servi si long-temps de guide ; Belloste et Saviard, dont on lit encore les observations.

N'ayant pu empêcher l'admission de la chirurgie à l'Université, les médecins employèrent une nouvelle ruse. Sachant que rien n'avilit plus un Corps que de l'étendre et d'en faciliter l'entrée à des personnes du commun ; les barbiers ayant d'ailleurs bravé la défense qui leur avait été faite de pratiquer la chirurgie ; les médecins opérèrent, à l'aide de quelques chirurgiens qui oublièrent un moment la dignité de leur état, leur union au Corps des chirurgiens, pour mieux dominer ceux-ci et les avilir. Inutilement, ce traité fut-il so-

lennellement désapprouvé par les maîtres de
l'art : il fallut céder au torrent (1). Se croyant
les émules des enfants d'Hippocrate, les barbiers prirent le seul nom de chirurgiens.
Leur nombre, leur avidité, leur ignorance
absorbaient, ruinaient, déshonoraient la chirurgie. Exclusivement favorisés par les médecins, ils envahirent les fonctions et s'arro-
gèrent les droits, les honneurs des chirurgiens,
tandis que quelques chirurgiens s'en dépouil-
laient pour revêtir les haillons des barbiers,
et se couvrir de leur honte. Alors les médecins
purent mieux soumettre à leur vanité les deux
corps réunis. Ils crurent l'occasion de cette
réunion favorable pour expulser les chirurgiens
de l'Université. L'exclusion des barbiers, facile à obtenir, entraîna celle des chirurgiens.
Elle fut suivie de la suppression des cours et
des leçons. Le Collège de Chirurgie se vit dé-
gradé, lorsqu'il était le plus utile : ses titres
furent effacés avec une fureur pareille à celle

---

(1) Quelle profanation, s'écrie à ce sujet Isaac Joubert,
dans son édition de Guy-de-Chauliac, que de permettre l'exercice de la Chirurgie, l'une des parties les plus dignes de la
médecine, à d'ignorants Analphabètes, qui n'étudièrent jamais en aucun livre, et qui n'ont qu'une certaine routine avec
quelques recettes qu'ils savent par cœur !

des barbares, qui détruisirent les monuments
de la Grèce et de Rome. Il se vit privé de
tous les honneurs littéraires, séparé des Sociétés savantes, malgré les savants qui le
composaient, et le lustre qu'elles en recevaient; il devint un objet de mépris, et parut destiné à être l'éternel asile de l'ignorance (1).

Par cette union, deux Corps gouvernés
par des lois opposées se virent transformés
en un Corps monstrueux. On associa ce qui
devait être à jamais séparé et ce qui portait
un caractère ineffaçable d'opposition, je veux
dire l'ignorance et le savoir. Si, du moins,
dans cette association, l'ignorance eût été
soumise aux lumières, elle aurait pu se dis-
siper; mais elle était placée au même rang,
jouissait des mêmes privilèges, avait les
mêmes droits sur la vie des hommes. Les bar-

(1) La raison, dit Louis, est au-dessus des lois humaines
quand elles s'écartent de l'ordre essentiel. Les réglements
n'ont de stabilité qu'autant qu'ils sont exactement conformes
à la règle souveraine de l'équité. On dégrada la Chirurgie en
1660; et lorsqu'en 1666 on établit l'Académie des Sciences,
les chirurgiens y sont admis et y tiennent un rang distingué
parmi les hommes illustres que le gouvernement présente à la
nation comme l'élite des savants. (*Hist. de l'Acad. roy. de
Chir.*, page 23.)

biers les plus ignorants marchaient à côté des chirurgiens les plus instruits. Les mêmes lois érigeaient chacun de ces hommes en maîtres de l'art. Le premier barbier du Roi était aussi son premier chirurgien. Dans ce ridicule assemblage, il ne resta que les anciennes lumières ; il ne s'en forma plus de nouvelles. Les maîtres de l'art en conservaient la théorie et les préceptes, comme le feu sacré toujours prêt à s'éteindre. Jamais ils n'étaient plus satisfaits que lorsque, dans quelques-uns de leurs nouveaux associés, ils démêlaient une sorte de mérite, une teinture des lettres, fruit d'une éducation cultivée, ou le défaut d'éducation réparé par des talents marqués.

A ce désordre, les médecins vinrent ajouter de nouvelles prétentions. Croyant qu'il n'y avait plus, et qu'il ne pouvait y avoir d'Ecole que la leur, ils demandèrent, exigèrent même un *écu d'or* par chaque élève, pour être admis à leurs leçons qu'ils discontinuèrent au refus de ceux-ci. Leurs écoles furent désertes ; leurs leçons de chirurgie cessèrent entièrement. L'excès du mal servit à rétablir l'ordre. On comprit que ce devait être aux chirurgiens à enseigner la chirurgie, et on en désigna plusieurs. Mais les médecins

prétendant devoir être associés à ces professeurs, s'assemblèrent et résolurent d'aller les
assiéger au milieu de leurs élèves. Dans cette
noble résolution, « ils revêtirent leurs orne-
ments scolastiques ; les rangs furent marqués
selon le courage, selon les charges, et selon
les emplois qui avaient distingué les docteurs
dans les précédentes querelles. Le Doyen, qui
avait vieilli dans ces disputes, marcha à la
tête , précédé d'un bédeau et d'un huissier.
Ils arrivèrent à Saint Côme, malgré les ri-
gueurs du froid le plus vif. Leurs robes rou-
ges étaient blanchies par la neige et les fri-
mats. Dans cet appareil, ils avaient un air
martial qui semblait leur assurer la victoire.
On aurait cru au premier aspect, que la
ville était menacée de quelque malheur, que
toute l'université était en procession pour le
détourner. Dans cette idée, la populace en
prières suivit les médecins, qui s'animaient
par des menaces et par des cris. Aux appro-
ches de Saint Côme, les docteurs se déga-
gèrent à peine de la foule ; le grand nombre
se rangea en haies le long du mur; mais le
Doyen, plus courageux, se présenta à la
porte. Le seul anatomiste qu'eut la Faculté
se plaça à côté du chef, un squelette à la

main. On heurte, on appèle, on menace
d'enfoncer les portes ; mais nos élèves ne ré-
pondent que par des huées. Dans ce tumulte,
un huissier élève la voix. Voici, dit-il aux
chirurgiens, vos seigneurs et vos maîtres de
la Faculté ; ils viennent s'emparer de l'Amphithéâtre que vous n'avez pu bâtir que pour
eux. Ils vous portent tout le savoir qui est
renfermé dans leurs livres. La populace qui,
jusquà ce moment avait respecté ces formalités
comme un appareil de religion, poussa des
cris et des huées, insulta les docteurs, et les
chassa sans respect pour leurs fourrures ».
(*Recherc. sur l'orig. de la Chirurgie*, Tom. I,
p. 168).

Un pareil événement était peu fait pour
calmer les partis. L'esprit de chicane semblait
avoir pris la place de l'esprit d'Hippocrate.
Tous, jusqu'aux étudiants, étaient transformés
en plaideurs. Les uns, obsédaient les juges ;
les autres, formaient des cabales ; ceux-ci,
éloignaient les assemblées ; les plus éloquents,
étalaient partout la dignité des Facultés, le
prétendu mécanisme de la chirurgie. Personne
n'avait le privilège d'être malade, sans entrer
dans les querelles des médecins. Les consul-
tations n'étaient souvent qu'une discussion de

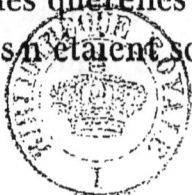

2

leurs intérêts. Les réflexions sur les maladies
n'y paraissaient que des digressions : les malades et l'étude de leurs maux étaient l'objet
le moins intéressant pour la Faculté. Cette
fureur traînait, malgré eux, les chirurgiens
devant les tribunaux, les jetait continuelle-
ment dans les ennuis des discussions. Enfin,
dans cette confusion, les médecins importu-
naient la Cour, les Parlements, l'Université ;
fatiguaient du détail de leurs disputes les malades jusques dans leurs lits. Ils ignoraient que
le public qui n'aime pas exercer les fonctions
pénibles de juge, se plait, au contraire, à sai-
sir les ridicules de part et d'autre ; et que,
lorsqu'il voit des hommes ne s'occuper que
du soin de dévoiler mutuellement leurs erreurs ou leurs défauts, il finit par mesurer
l'estime qu'il leur porte sur celle qu'ils ont
réciproquement les uns pour les autres.

Dans le même temps, le Collège de Chirurgie se trouvoit en discussion avec des
moines qui prétendaient à l'exercice de la
chirurgie dans les hôpitaux qu'ils desservaient
en qualité de parabolains ou infirmiers ; et,
en vertu d'une décision qu'ils obtinrent, on
vit un corps de moines procéder au choix des
chirurgiens de la charité, nommer Dufouard,

destituer Louis *par cause d'incapacité*, usur-
per les fonctions des chirurgiens. L'orgueil de
leurs prétentions , dit M. Percy , allait jusqu'à vouloir les rendre simples spectateurs
des opérations qu'ils se croyaient en droit de
faire eux-mêmes. Ils se seraient encore emparés de l'enseignement , si le ridicule s'at-
tachant à leur incapacité , n'eût fait rougir la
jeunesse de l'obligation d'entendre de pareils
maîtres.

Si nous rapportons ici, trop longuement
sans doute , l'histoire des révolutions que la
Chirurgie française a éprouvées ; loin de nous,
toutefois, l'intention de rappeler et sur-tout de
chercher à réveiller des dissentions dont nous
voudrions pouvoir anéantir jusqu'au souvenir.
Hélas ! faudra-t-il toujours que l'histoire des
sciences, qui n'est destinée qu'à éclairer les
hommes , soit souillée de celle de leurs haines
et de leurs injustices ? Mais , pour signaler les
services que le grand homme , dont nous
avons à célébrer les travaux, a rendus à son
état et à son pays, il fallait donner une idée
de l'état de la chirurgie à cette époque ; faire
connaître les obstacles qu'il avait éprouvés,
et, sur-tout, mettre en garde nos descendants
contre les fautes que nos pères ont commises.

Ah, sans doute, nous avons assez à dire en
faveur de La Peyronie, sans que, pour augmenter sa gloire, nous ayons besoin de dres-
ser l'acte d'accusation des adversaires qu'il a
rencontrés dans l'exécution de ses nobles des-
seins!

Tel était l'état de la Chirurgie en France,
lorsque sortit de Montpellier, comme de la
ville destinée à produire ce que la France
devait avoir de plus illustre en médecine et
en chirurgie, un de ces hommes qui font
éternellement l'honneur de leur profession et
de leur pays, et qui, dès son début dans la
carrière, parut avoir résolu d'imprimer à la
Chirurgie une marche nouvelle, et de lui
donner un lustre qui lui était étranger. Il avait
le zèle des promoteurs des Sciences, que les
obstacles, les persécutions même, excitent,
loin de les ralentir. Chargé de l'enseigner
dans sa ville natale, à un âge auquel il est
plus naturel de s'instruire que d'instruire les
autres, on le vit débuter par ne recevoir et
n'admettre parmi ses auditeurs que des jeunes
gens en état de le comprendre et d'honorer
leur profession ; ne s'attacher pas moins à
leur en apprendre les principes, qu'à leur en
faire sentir l'importance et la dignité, et

chercher à les mettre un jour à la hauteur à
laquelle il s'était placé lui-même, à celle à
laquelle il avait le sentiment que s'éleverait
bientôt la Science qu'il cultivait. Ce n'était
jamais sans éprouver une bien vive émotion,
et sans être pénétrés d'amour et de respect
pour leur jeune maître, que ses élèves l'en-
tendaient, au milieu d'une leçon, faire des
vœux pour l'illustration de son art et indiquer
quelques-uns des moyens propres à lui en
donner. Cette conduite, un langage pur et
souvent éloquent, le contraste de la jeunesse
et des talents, une physionomie noble et
pleine d'expression ; enfin, tous les avantages
qui commandent l'estime, se trouvaient dans
le nouveau professeur, et portèrent bientôt
le bruit de son nom jusqu'à la Cour (1). Louis
XV distingua La Peyronie, l'encouragea par
des témoignages publics de son estime, lui
donna sa confiance, comme un hommage
qu'il rendait au mérite, et le chargea de ce
qui intéressait alors le plus les Français, je
veux dire sa santé. Dans cette place honorable, La Peyronie s'occupa bien moins de

---

(1) Ses compatriotes, dit M. de Ratte, s'alarmèrent d'une
si haute réputation ; ils craignirent de le perdre, et l'évènement
fit voir que cette crainte n'était que trop fondée.

sa fortune personnelle, que de celle de son Art et de tout ce qui pouvait contribuer à ses progrès. Il n'employa son crédit qu'à changer sa constitution, ses réglements, à leur en substituer d'autres qui, non-seulement, ne continssent rien de servile, mais qui en relevassent la dignité; à lui procurer des honneurs qui engageassent à le cultiver, des établissements qui servissent à l'enseigner et à en étendre les progrès. Non content de lui faire honneur par ses talents, il voulut qu'à l'avenir il fît honneur à ceux qui l'exerceraient. Il ne pouvait le voir languir sous le poids d'une servitude qui n'était point faite pour lui, et pensait qu'une honorable liberté (1) multiplierait autant le nombre des bons chirurgiens que la foule des mauvais avait augmenté par l'avilissement de cette profession. Son premier soin, le premier usage qu'il fit du pouvoir que lui donnaient sa place et ses fonctions près du Souverain,

---

(1) Comme la politique, la Médecine a ses idées libérales. En vain la prévention, l'envie, l'ignorance se liguent pour les étouffer; elles font chaque jour de nouvelles conquêtes; elles s'insinuent dans l'esprit de leurs ennemis même malgré eux, et tous les obstacles qu'on leur oppose ne font qu'avancer et rendre plus certain le moment de leur triomphe.

furent de rompre les liens honteux avec lesquels il était étonné que la chirurgie eût pu
s'élever et produire quelque chose de grand ;
de faire que les personnes bien nées n'eussent
pas à rougir de l'embrasser ; d'exiger qu'elles
y fussent préparées par une éducation cultivée,
l'étude des langues savantes et de la philosophie ; enfin, de ne plus laisser leur instruction exposée au hasard des évènements.

Son début fut l'établissement de cinq Démonstrateurs choisis parmi les plus habiles
chirurgiens chargés d'enseigner les différentes
branches de la chirurgie ; établissement dont
s'autorisèrent les élèves pour refuser aux médecins le témoignage annuel de soumission et
de servage que ceux-ci exigeaient, et dont ils
étaient très-jaloux. Cette double circonstance
réveilla les médecins, doucement endormis
dans la confiance où les laissait l'ignorance
de nos devanciers : ils firent des réclamations
contre l'établissement des démonstrateurs,
qu'ils auraient dû provoquer eux-mêmes ;
publièrent des mémoires dans lesquels ils vantaient les services qu'ils disaient avoir rendus
à la Chirurgie, représentaient les justes pré-
rogatives qu'on lui accordait comme autant
de droits ravis à la Faculté, réclamaient tous

leurs priviléges, voulaient qu'on continuât à leur rendre hommage, prétendaient au droit d'envoyer des docteurs présider aux examens des aspirants aux différents grades en chirurgie, et rappelaient, avec une indécente affectation, l'humiliation et la bassesse de quelques-uns des hommes, en faveur desquels le contrat d'union avait prostitué le titre de chirurgien. A ces mémoires, les chirurgiens en opposèrent, dans lesquels ils faisaient connaître les abus qui avaient lieu, indiquaient les moyens d'y remédier, et soutenaient la légitimité de leurs droits. Ils disaient que s'il est honorable de soulager les hommes dans leurs maux, il doit l'être également de le faire par des conseils ou par l'opération de la main ; que rien n'avilit que l'ignorance et le vice ; que tous les moyens d'étendre la félicité humaine, de resserrer la sphère des maux, sont également nobles et précieux ; que l'honneur nourrit les Arts, tandis que l'avilissement les tue et les anéantit.

Obligé par de nouvelles et fréquentes attaques de défendre les droits de son corps et de l'humanité, La Peyronie se présenta dans l'arène muni des armes nécessaires au triomphe de la vérité. Toujours, il sut se tenir dans les

bornes de la modération et de la politesse que
ses adversaires respectaient si peu. Un style
pur et élégant, une dialectique ferme et pres-
sante, lui tenaient lieu du ton déclamatoire
familier à ses rivaux, et qui lors même qu'il
poursuit des erreurs, en substitue si facilement
d'autres à leur place. Ses moyens de persua-
sion étaient des rapprochements heureux, des
combinaisons fines et adroites, un tableau
frappant des abus qui existaient, des inconvénients qu'il y aurait à les conserver. Les
discussions et les querelles renaissant sans
cesse, sans cesse il cherchait à les terminer.
Chez personne, on ne trouvait autant que
chez lui, et cette grande vivacité d'esprit, et
cette infatigable activité, et cet art de se multiplier, d'être tout à tous, qui caractérisent
spécialement les grands hommes dans presque
tous les états.

Mais on aurait une idée bien imparfaite de
La Peyronie, si on le croyait principalement
occupé de misérables querelles. La connois-
sance qu'il avait de ses adversaires, de la nature des discussions qui duraient depuis trois
siècles, le décida à chercher ailleurs que dans
des pamphlets (espèce de productions dont la
destinée la plus heureuse est de faire rire le

jour de leur naissance pour être oubliés le
lendemain), le moyen de les terminer. Et
ce fut en formant de nouveaux établissements,
en augmentant le nombre des démonstrateurs,
et leur assurant des honoraires suffisants, en
inspirant le goût de la chirurgie à des jeunes
gens faits pour l'honorer, qu'il crut travailler
utilement à l'affermissement de celui qu'il
venait de former, à l'affranchissement et aux
progrès de son art. Il ne pouvait voir les chirurgiens nuisant à leur art et à eux-mêmes,
marchant par des routes opposées, leurs con-
tradictions jetant de l'incertitude sur leurs
principes, leur conduite en opposition avec
leurs intérêts, les ignorants partageant les
récompenses, les faveurs et la confiance du
public. Il savait que l'expérience isolée de
chaque praticien ne peut produire, même
dans le plus long exercice, qu'un petit nombre
de faits, quelquefois même inexacts et mal
observés; que ces faits ont besoin d'être soumis à une sage critique, à un examen raisonné
pour qu'on puisse en déduire une théorie plus
sûre, une pratique plus judicieuse. Il jugea
qu'il était possible, et même nécessaire, de
rassembler les chirurgiens de la capitale, de
les former en société pour réunir leurs sen-

timents, éteindre les haines, les disputes;
pour recueillir les observations, les découvertes importantes souvent perdues pour
l'Art, et en former un corps de doctrine,
un dépôt de connoissances, un foyer de lumières capables d'éclairer les praticiens et
leur servir de guide dans toutes les circonstances possibles. Il espéra que l'émulation,
mère des succès, animerait tous les membres
de cette réunion, et jamais espérance ne fut
mieux réalisée. Le succès de ses démarches,
relativement à la nomination de cinq démonstrateurs, l'encouragea dans ses demandes : et la France eut encore à offrir aux
nations, jalouses de sa gloire et de ses succès,
le modèle d'un des établissements les plus
utiles à l'humanité. Je veux parler de l'Académie royale de Chirurgie.

En s'occupant de cet établissement, La
Peyronie se proposait encore de provoquer,
d'entretenir parmi ses confrères le besoin de
se voir, d'être ensemble, de s'occuper de leur
état, de se livrer à des discussions amicales si
utiles à la conciliation des intérêts de l'art et
de l'humanité. Il prévit que les vrais chirurgiens, distingués de la foule des empiriques,
seconderaient ses efforts, se piqueraient de

cette salutaire émulation qui engage ceux qu'elle anime, à travailler de concert au perfectionnement des Arts ou des Sciences qu'ils cultivent, et les porter rapidement à un haut degré de perfection.

Si La Peyronie parvint à organiser l'Académie de Chirurgie, à réaliser ses grands projets d'illustration de son art; si le succès outre-passa, peut-être, ses espérances, on peut dire qu'il ne négligea aucun moyen d'y arriver, et que personne ne conduisait une affaire plus habilement que lui. Ni le travail qu'elle exigeait, ni les difficultés qu'elle présentait, ne ralentissaient jamais sa marche. Dans le même temps qu'il présidait à la formation du corps chargé de l'enseignement (corps dont il voulut faire partie pour mieux lui communiquer l'impulsion qu'il desirait lui donner), il s'occupait de l'organisation de l'Académie, lui donnait un réglement, préparait ses travaux, et prescrivait en quelque sorte à chaque membre ce qu'il avait à faire, sans s'oublier lui-même; il donnait son temps et ses soins à la conservation de la santé du Souverain, dont il était spécialement chargé, de celles des membres de la famille royale et même de la santé publique; il excitait et

parmi les maîtres et parmi les élèves une
égale émulation ; consacrait des sommes con-
sidérables à l'établissement des prix annuels
à décerner aux auteurs des meilleurs mémoires , des observations, des découvertes les
plus importantes ; il procurait des chirurgiens
à la plûpart des Souverains de l'Europe , qui
ne voulaient que des chirurgiens français, et
qui , ne pouvant l'avoir lui-même , s'en
croyaient un peu indemnisés lorsqu'ils en
recevaient de sa main. Il faisait construire de
nouveaux amphithéâtres ; donnait l'idée et le
plan de ce majestueux édifice, l'un des or-
nements de la capitale , destiné , dans le prin-
cipe , au seul enseignement de la Chirurgie,
et qui, un demi-siècle plus tard , devait être
le lieu , le centre de l'enseignement des deux
médecines, et renfermer ce qu'elles possè-
dent de plus riche et de plus instructif;
comme si La Peyronie eût dû contribuer à
une réunion aussi desirée, aussi avantageuse,
eût dû poser les fondements d'une aussi pré-
cieuse collection. Il préparait insensiblement
les esprits à la grande et importante révolution qu'il voulait opérer, je veux dire la suppression, l'anéantissement de la communauté
des Chirurgiens-barbiers , ce Corps ridicule

qui , depuis trois siècles, était en même temps
la cause , l'instrument ou le prétexte de tous
les troubles, de toutes les querelles entre les
médecins et les chirurgiens, un moyen de
décadence et d'avilissement de la chirurgie,
et le principal obstacle à sa régénération. Il
méditait le plan d'une École-pratique de chirurgie , avisait aux moyens d'en établir dans
les principales villes de la France. Enfin,
au milieu de tant et de si nobles occupations,
de travaux importants , il trouvait encore
du temps à donner aux discussions, aux querelles que renouvellait sans-cesse le Corps des
médecins, dont l'émancipation, les progrès
et le lustre de la chirurgie blessaient l'amour-
propre.

Une des qualités, je dirais presque une des
vertus par lesquelles se distingua La Peyronie,
fut de s'environner toujours des gens les plus
instruits, les plus marquants de son état. Son
zèle lui faisait découvrir le mérite par-tout où
il pouvait être. Informé des talents précoces
du jeune Louis , il le fait venir à Paris , où il
le fixe en lui procurant une place avantageuse ;
que celui-ci , plus flatté de la mériter que de
de la devoir à la protection, dispute et obtient

au concours. (1). Cédant à ses sollicitations, Quesnay quitte le Mans , se fixe à Paris, où La Peyronie lui fait donner une place de chirurgien du Roi et la prévôté de l'hôtel, ce qui l'agrège au Collège de Chirurgie : peu de temps après , il le fait nommer Professeur au même collège. Il invite , il sollicite , il presse Lecat de quitter Rouen, lui offre à Paris un établissement des plus avantageux, ne lui dissimulant pas qu'il a sur lui les plus grandes vues ; mais, Lecat refuse par désintéressement et par amour de son pays. Enfin, quiconque excelle dans son état, montre d'heureuses dispositions, ou éprouve des besoins, est assuré de sa protection, a droit à ses bienfaits, à son amitié. Aux uns, il ouvre la carrière de la fortune ; aux autres, il montre le chemin des honneurs ; il aide le plus grand nombre de ses conseils et de sa bourse ; il les encourage, les anime, les excite pour la plus noble des passions , l'amour de la gloire.

Tant de moyens dirigés vers un même but,

---

(1) Il ne craignit pas, dit son panégyriste, de se mesurer avec des rivaux qui avaient dans l'art plus d'années d'exercice, s'ils n'avaient plus d'étude. Il sortit vainqueur du combat, et sa victoire eut cela de remarquable, que l'on ne douta pas plus de son mérite que de l'intégrité des Juges.

devaient nécessairement avoir de grands résultats : aussi, jamais peut-être, n'alla-t-on
aussi rapidement dans l'amélioration, dans
l'ennoblissement d'une science, et jamais n'y
arriva-t-on plus heureusement. Comme il n'y
avait rien de personnel dans ses demandes ;
comme il n'employait son crédit, la faveur
dont il jouissait, la reconnaissance qu'on lui
devait, les services qu'il rendait, les guérisons
qu'il opérait, que pour l'avancement de son
art, il se croyait autorisé à demander encore,
à demander toujours. Il était, dit l'un de ses
panégyristes, insatiable quand il s'agissait de
la chirurgie. Toujours pressé dans sa marche,
on ne le voyait quitter le but qu'il avait atteint
que pour s'en proposer un plus élevé qu'il at-
teignait encore. Ce qu'il avait obtenu semblait
le placer à un point d'où il découvrît quelque chose à obtenir encore. Tel un fleuve,
après avoir embelli et fertilisé le sol où il a
pris naissance, à mesure qu'il reçoit d'autres
eaux, s'agrandit, s'étend, devient de plus en
plus majestueux, et fait la beauté et la richesse
du pays qu'il parcourt.

Cependant la marche rapide de la Chirurgie vers son entière émancipation et son
perfectionnement, étonnait les médecins. Elle

réveilla leur jalousie, et ralluma une guerre
qui n'étoit qu'assoupie. La reprise des hosti-
lités fut signalée par de nouveaux mémoires,
des lettres, des écrits de toute espèce. Mais,
jamais la Faculté ne garda moins de ménage-
ments et ne soutint ses prétendus droits avec
plus de violence que dans *le Baillon*, qui, loin
d'empêcher les chirurgiens de parler, leur fit
peut-être élever la voix plus haut, pour défendre leur indépendance et leur honneur. Ils
publièrent une *réponse à l'auteur du Baillon*,
ainsi qu'à quelques lettres d'Astruc, et au
pamphlet qu'Andri publia à la même époque
sous le titre de *Cléon à Eudoxe*, *touchant la
prééminence de la Médecine sur la Chirurgie.*

Alors parut la fameuse *déclaration du Roi*,
rédigée par l'immortel d'Aguesseau, d'après le
plan et les idées de La Peyronie ; déclaration
qui supprimait la communauté des chirurgiens-barbiers, réglait les prétentions récipro-
ques des médecins et des chirurgiens, et pla-
çait la chirurgie au même rang que la Médecine, et la rappelait à son ancienne splendeur.
Elle portait que personne ne serait désormais
admis dans le Corps des chirugiens qu'il ne fût
Maître-ès-Arts ; que l'Ecole de chirurgie se
gouvernerait par ses propres statuts comme

celle de médecine. Enfin elle remplissait plei-
nement les vœux que faisaient inutilement,
depuis si longtemps, tous les hommes de l'art
pénétrés de l'importance et de la dignité de
leur ministère, et semblait devoir terminer
toute espèce de discussion. Des vues aussi sages, des mesures aussi pacifiques ne plûrent
point aux médecins. Ils publièrent *des re-
flexions sur la déclaration du Roi*, dans lesquelles ils prétendirent que les lettres étaient
non-seulement inutiles aux chirurgiens, mais
même qu'elles pouvaient nuire à l'acquisition
des talents dont ils avaient besoin pour pratiquer utilement leur état (1). *Des réflexions
sur les réflexions* ne tardèrent pas à paraître ;
elles furent suivies de *notes* qui amenèrent de
nouvelles réflexions, ou plutôt de nouvelles in-

---

(1) Il faut, disaient encore les médecins, qu'au lieu de
perdre leur temps à l'étude, les jeunes chirurgiens fassent la
barbe pendant cinq ou six ans : Cette opération est un mer-
veilleux exercice pour former la main d'un bon opérateur.
C'est-à-dire, que pour apprendre à bien couper, il faut acquérir l'habitude de ne couper jamais ; car, si l'adresse et la
perfection du barbier consistent à faire glisser légèrement son
instrument sur la peau sans l'entâmer, le talent du chirurgien, quand il opère, consiste à pénétrer hardiment dans les
chairs ; de sorte que rien n'est plus opposé au mouvement des
doigts du chirurgien que le mouvement du poignet du barbier,
et que l'habitude contractée dans l'exercice du métier de barbier serait elle-même plus nuisible qu'utile au chirurgien.

jures contre le corps entier des chirurgiens
de Paris. Suivant ces médecins, les usages les
plus anciens allaient être abolis ; on allait dé-
roger aux dispositions des lois les plus sages,
l'autorité des titres les plus respectables était
anéantie, le bon ordre méprisé, le bien public sacrifié, la Société entière menacée, si
le Roi permettait que l'Ecole de Saint Côme
se gouvernât par ses statuts comme l'Ecole de
médecine ; qu'elle enseignât librement la chirurgie à ses élèves, et leur conférât des grades.
Suivant eux, l'Université perdait ses droits,
la Faculté était déshonorée, si un chirurgien
pouvait, comme un médecin, être Bachelier,
Licencié ou Docteur. La même année vit encore paraître de la part des médecins : *Thémis
et le malade pour la subordination dans la
médecine; lettres et réflexions sur la qualité de
Maître-ès-Arts nouvellement exigée pour être
chirurgien de Saint Côme.*

A tous ces libelles plus ou moins insultants
pour le Corps des chirurgiens, ceux-ci opposèrent enfin un grand et important ouvrage, généralement attribué à Quesnay, intitulé : *Recherches sur l'origine, sur les divers états et sur
les progrès de la chirurgie en France.* C'est
dans ce livre, le seul qui restera d'une querelle

qui a duré au-delà de deux siècles, qu'il faut chercher les détails relatifs aux efforts que les chirurgiens n'ont cessé de faire pour secouer le joug de la médecine, pour améliorer, et ennoblir leur art ; l'histoire des guerres qu'ils ont eu à soutenir, des vexations, des humiliations de toute espèce qu'ils ont eu à supporter. A cet écrit, les Doyens de la Faculté opposèrent d'abord un *mémoire* dans lequel ils tracèrent bien différemment l'histoire de la Chirurgie. A les entendre, c'était à eux et à eux seuls qu'étaient dus et que devaient être attribués tous les progrès qu'elle avait faits : les chirurgiens n'avaient jamais su que s'attribuer leurs découvertes et en profiter. Bientôt après, ils adressèrent une *requête au Roi contre Lapeyronie,* dans laquelle ils attaquaient de nouveau ses plans d'amélioration, prétendaient que les chirurgiens ne devaient être admis à faire partie de la Faculté qu'à titre d'écoliers ; qu'ils n'avaient pas le droit d'enseigner, de faire soutenir des thèses, de donner des grades. Si on veut les croire, la raison est toute de leur côté ; l'univers ne peut subsister sans eux: Dieu les a donnés aux hommes dans sa bonté. Ils sont la sauve-garde du corps humain ; leur esprit est ce feu précieux dérobé à la divinité par Prométhée ; ils n'ignorent rien, ils connaissent parfaitement toutes les maladies, leurs symptômes, les moyens de les guérir ; ils ont des principes et des axiomes aussi certains que ceux de la géométrie. Les chirurgiens au contraire, sont d'une ignorance crasse, toujours incertains sur la nature des maladies, sur le choix et la vertu des remèdes, sur les accidens inséparables des plus légères opérations. Leur école mérite le titre d'Académie Anière de Saint Côme, etc, etc.

Un *second mémoire pour les Doyen et Docteurs de la Faculté de Médecine contre La Peyronie,* ou plutôt contre ses projets et ses moyens d'agrandissement de la Chirurgie, parut encore comme une nouvelle réponse aux *recherches;* tant les médecins avaient à cœur de détruire la forte impression que cet ouvrage avait faite sur les esprits ! Dans le même temps, Procope Couteau proposa une paix insidieuse dans un *discours* qu'il prononça à la Faculté *sur les moyens d'établir une bonne intelligence entre les médecins et les chirurgiens.* Ce fut alors que, pour tâcher de terminer cette longue et scandaleuse querelle, La Peyronie publia son *mémoire contre les Doyen et Doc-*

teurs de la faculté de Médecine de Paris ; dans
lequel il ne se montra pas moins supérieur à
ses adversaires par les moyens décisifs qu'il
employa, que par l'adresse qu'il mit dans sa
conduite et ses égards pour le corps des
médecins. « Le retour de la Chirurgie à son
premier état, dit-il, a produit dans la Faculté
de médecine des effets bien différents, et il
s'en faut beaucoup que tous les membres de
ce corps aient pensé de même d'un événement
si intéressant pour le public. Les uns, n'en-
visageant dans la nouvelle déclaration que le
bien public et l'honneur d'un Art dont ils
connaissent tout le prix, ont vu, avec satisfaction, la chirurgie renaître et reprendre
son premier lustre. Ils ont applaudi aux
dispositions d'une loi qui ne tend qu'à procurer la santé publique en multipliant les
précautions pour s'assurer de la capacité de
ceux à qui, dans les plus grands dangers, on
est obligé de livrer sa confiance, et qui sont,
en quelque sorte, par état, les arbitres de la
vie des hommes »

« Quelques autres, avec des vues assez
droites, mais fortifiés, sans s'en apercevoir,
dans des préjugés sur lesquels leurs grandes
occupations ne leur permettent pas de réfléchir

autant qu'ils en sont capables, ont cru, de bonne foi, qu'en général les demandes des chirurgiens étaient déraisonnables, qu'elles ne pouvaient être appuyées d'aucun titre, d'aucune possession : et cette façon de penser formant, depuis long-temps, un acte de foi dans la Faculté, il n'est pas étonnant que plusieurs de ses membres prennent leur parti sans examen, et qu'ils suivent, par devoir, l'esprit du Corps. On peut dire de ceux-là que, grâce à leurs lumières et à leur probité, il ne leur manque que d'être instruits des faits pour changer de sentiment. Aussi, la Chirurgie ne les compte pas au nombre de ses ennemis : en défendant une cause juste, elle croit moins écrire contre eux que pour eux ».

Ailleurs il s'écrie : « si la Chirurgie est asservie et humiliée ; si ceux qui l'exercent sont réputés ignorants par état, de quels hommes désormais ce Corps sera-t-il composé, sinon de manœuvres empiriques, d'artisans grossiers, sans éducation, sans capacité, et dont l'unique talent sera de mutiler en détail toute la Société avec plus ou moins de hardiesse et de dextérité? Si l'on conserve, au contraire, à cet état, sa liberté naturelle et son ancienne indépendance ; s'il est permis à ceux qui le professent de l'étudier, et s'ils peuvent impunément s'y rendre savants, que ne doit-on pas attendre de ses progrès ? Combien de gens de mérite ne dédaigneront plus d'entrer dans une Société où les talents de l'esprit trouveront si abondamment de quoi s'exercer à l'avantage des citoyens ? »

Que ce ton est différent de celui que les adversaires de La Peyronie prirent constamment, et dont ils renouvelèrent l'exemple et le scandale dans un *troisième mémoire, pour prouver que les chirurgiens n'ont pas le droit d'enseigner leur Art en latin, ni celui de former un Corps Académique.* Peu de temps après, ils appuyèrent ce mémoire de *la supériorité des médecins sur les chirurgiens, prouvée par les lois et par les usages de toute l'Europe :* supériorité qu'ils ne parurent jamais moins mériter, et qui ne leur fut jamais moins accordée que lorsqu'ils la réclamaient avec plus d'instance. Mais, Combalusier et Andry se chargèrent de prouver qu'elle leur était due de toute justice ; Combalusier, en disant que le premier médecin du Roi avait coutume de prêter serment entre les mains du Roi lui-même, tandis que le premier chirurgien

ne le prêtait qu'entre les mains du premier
médecin. Andry, en soutenant que les médecins ont beaucoup de religion, qu'ils ont eu
des Saints ; que plusieurs ont composé des
livres de théologie, même de controverse ;
que les chirurgiens n'ont encore eu aucun
Saint de leur profession ; que Saint Côme et
Saint Damien n'ont point exercé la chirurgie ;
que c'est sans fondement que les chirurgiens
les ont choisis pour leurs patrons ; qu'enfin,
on ne peut citer aucun livre de dévotion de
la façon d'un chirurgien.

Les chirurgiens ne songèrent point à se
prévaloir d'une dévotion exemplaire ; ils ne
réclamèrent point en leur faveur la liste des
Saints, ils n'opposèrent pas même à leurs
adversaires le Dictionnaire des athées. Mais
ils soutinrent que, de tous les écrits des
médecins contre la chirurgie et les chirurgiens,
il devait résulter que, moins ils auraient
déguisé et altéré la vérité, plus le tableau
qu'ils faisaient de l'état d'avilissement et
d'abjection de la Chirurgie, aurait été vrai et
ressemblant ; plus on devait en conclure la
nécessité de changer un ordre de choses si
contraire à l'intérêt de l'humanité ; plus on
devait s'empresser et mettre d'importance à

tirer la Chirurgie de cet état d'avilissement
dans lequel elle aurait pu être un moment.

Cependant, malgré tous ces libelles qui,
j'espère, se trouvent cités ici pour la dernière
fois, et malgré bien d'autres que j'omets à
dessein ; l'Académie de Chirurgie s'organisait
en silence et prenait la sage détermination
de ne plus opposer à ses antagonistes que ses
travaux et les services qu'elle rendait à la
société , quoiqu'elle rencontrât encore un
bon nombre d'adversaires, et parmi quelques
chirurgiens qui , n'ayant pas été appelés à en
faire partie, ne pouvaient se persuader qu'on
ne leur eût pas fait une injustice ; et parmi
ceux qui appréciant la médiocrité de leurs
talents , et plus occupés du produit de leur
état que de son ennoblissement et de ses
progrès futurs, craignaient que le titre d'académiciens ne donnât plus de réputation à leurs
compétiteurs. Au moyen des précautions que
prit Lapeyronie, de la prudence qu'il apporta,
de la générosité qu'il mit à acquitter tous les
frais d'établissement, des prix qu'il fonda,
des mesures conciliatrices qu'il fit adopter,
l'Académie se vit en état de braver tous ses
adversaires : aussi, fut-elle loin d'éprouver le
sort des établissements nouveaux dont les

premiers résultats ne sont ordinairement que
des essais imparfaits qui se perfectionnent
graduellement. Les siens furent autant de
chef-d'œuvres. A peine son existence était-elle
connue, qu'on vit paraître le premier volume
de cet ouvrage immortel dont aucune nation
ne peut offrir l'équivalent. Il était, en même-
temps, le résumé de ses travaux, sa réponse
à ses détracteurs, la justification du titre
qu'elle avait désiré. Il excita parmi tous ceux
qui cultivaient la chirurgie, une émulation
qui passait des maîtres aux élèves. Bientôt,
l'Académie devint l'Ecole des meilleurs chirurgiens de toutes les nations ; tant il est vrai
qu'un des grands avantages des Corps Académiques est de forcer les maîtres à un travail
dont tout les engage à se dispenser, et à s'occuper de l'instruction des hommes qui se forment
ou qui sont déjà formés. C'est de cette époque
que les chirurgiens, auparavant isolés et sans
communication, comme sans encouragement,
eurent un point de réunion. C'est de cette
époque que l'on commença à avoir un code
de chirurgie uniforme, judicieux, lié dans
toutes ses parties ; que l'on discuta les points
fondamentaux de l'art, que l'on s'occupa,
sur-tout, à connaître le caractère, les espèces,

les causes, les différences des maladies qui
ressortent de la Chirurgie, à marquer avec
soin les signes qui les caractérisent, à former
un pronostic, à déduire et à remplir les
indications, à apprécier la valeur des moyens
curatifs. Dans cet ouvrage on ne trouve rien
qui ne soit véritablement pratique, rien qui
ne soit marqué au coin de l'utilité. Ce n'était
point le microscope à la main que les auteurs
étudiaient et enseignaient l'anatomie. Ils
n'appelaient point la géométrie à leur secours
pour connaître les forces de chaque fibre,
de chaque muscle, de chaque organe. Ils ne
soumettaient point nos fluides à une insigni-
fiante analyse. Ils n'employaient guère dans
leur pratique ces teintures, ces quintessences,
ces poudres, ces sels, ces esprits, et tous les
poisons dont une chimie *prétencieuse* est venue
appauvrir la médecine et retarder ses progrès.
Ils ne cherchaient point à tout expliquer, à
rendre raison de tout : mais c'est aux observations régulières, exactes et judicieuses,
qu'ils donnaient une exclusive préférence,
aux conséquences pratiques qu'on en peut
déduire, qu'ils s'attachaient spécialement.
Destinés à éclairer, à perfectionner la Chirurgie, ils ont d'autant mieux rempli leur

mission, qu'ils ont senti la nécessité de s'y borner, et que s'occupant d'objets soumis le plus souvent au témoignage des sens, ils n'admettaient que les faits bien observés ; tandis que les médecins, égarés par la recherche de principes hypothétiques, créaient des sectes et se livraient à tous les écarts que l'étude des maladies externes aurait dû corriger ou prévenir ; les chirurgiens se contentaient de combattre d'anciennes erreurs, de découvrir de nouveaux faits, de continuer l'art dont leurs inventions agrandissaient la sphère sans le faire plier sous le joug des systèmes.

Et comment n'auraient pas donné de semblables résultats une réunion d'hommes tels que ceux auxquels était confié l'enseignement, et ceux qui formaient l'Académie, les motifs et le but de cette réunion, les auspices sous lesquels elle était formée ? N'y voyons-nous pas le premier de tous par rang de date, de talents et de services, son illustre fondateur ? Y eut-il jamais un homme plus passionné pour la gloire de son état, qui marchât plus directement, plus obstinément à son but, qui eût autant de moyens d'y arriver, et sût aussi bien les mettre à profit ? Le vit-on jamais employer à un autre usage la bienveillance, j'oserais presque dire l'amitié de Louis XV (1)? Ses travaux, ses vœux, sa vie toute entière, ses dernières paroles, sa mort même, ne furent qu'une longue suite de services qu'il rendit à la Chirurgie. S'il n'en a pas changé la face ; s'il a eu d'illustres rivaux, il n'en est pas moins de tous les chirurgiens français, celui qui a montré le plus de zèle, qui a mis le plus de talents et d'adresse, qui a fait le plus de sacrifices pour hâter son perfectionnement : et cette gloire qui lui est propre, qu'il ne partage avec personne, lui assure à jamais le titre de Restaurateur de la Chirurgie en France.

Son maître, son émule, son bienfaiteur, Mareschal, surnommé *l'oracle en Chirurgie*, qui venait de sauver la vie à Louis XIV, et que Louis XIV chercha *à élever autant au-dessus du commun qu'il s'était élevé lui-même*

_____

(1) Louis XV ne se contenta pas de donner sa confiance à La Peyronie, il l'honora d'une affection particulière, lui fit délivrer des lettres de noblesse, lui confia la charge de maître d'hôtel de la Reine, le nomma gentilhomme ordinaire de la chambre, le gratifia d'une pension de 10000 fr., etc. Les femmes elles-mêmes (car leur suffrage n'est point indifférent), paraissaient les plus empressées à publier hautement son mérite, elles disaient que La Peyronie leur avait rendu son art moins effrayant.

au-dessus de ceux de sa profession (1) ;
Mareschal n'était pas animé d'un moindre
zèle pour le perfectionnement de son art. Il
aurait pu, dit son panégyriste, fournir à la
Chirurgie un trésor immense d'observations,
s'il eût recueilli toutes celles qu'il a eu occasion
de faire. Mais, il ne connaissait pas assez sa
supériorité, et il croyait trop que les autres
étaient familiarisés, comme lui, avec les faits
extraordinaires.

Malaval donnait à l'éducation chirurgicale
de Le Dran le fils, les soins que Le Dran le
père avait donnés à la sienne. Aussi zélé que
son maître et son disciple pour l'illustration
et les progrès de son art, il enrichit les
Mémoires de l'Académie du fruit de ses
travaux, et ne se consola de la perte de ses
deux fils, qu'il destinait à la chirurgie, qu'en
adoptant pour gendre Foubert, dont nous
aurons occasion de parler.

Morand, qui vit naître et se former l'Académie, suivit ses progrès, et y contribua
puissamment; il alla visiter les chirurgiens
de Londres et voir opérer Cheselden avec

---

(1) Paroles dont s'est servi Louis **XIV** dans les lettres de
noblesse qu'il accorda à Mareschal.

qui il se lia d'une étroite amitié; fit un grand nombre d'expériences et de recherches, et rédigea long-temps les travaux de ses collaborateurs.

Académicien aussi zélé que laborieux, Le Dran le fils soumit à une savante révision la Chirurgie opératoire, imagina et perfectionna plusieurs procédés. Il ne mit pas moins de modestie dans le récit de ses succès, que de candeur dans celui de ses revers.

Soutenant l'indépendance et la splendeur de son art, J.-L. Petit avait la plus grande influence dans la Capitale, et ne faisait pas moins d'honneur à la chirurgie par les qualités de son cœur que par celles de son génie. Son nom seul inspirait la confiance. L'affection qu'il portait à son pays, l'intérêt qu'il prenait aux travaux de l'Académie, lui firent refuser les propositions de fortune qui lui furent faites par le Roi de Prusse, et celui d'Espagne, comme jadis le Père de la Médecine avait refusé les riches présents et les brillantes propositions du fastueux Roi de Perse. Egalement passionné pour la chirurgie, son fils avait déjà donné et méditait encore d'importants travaux, lorsqu'à vingt-sept ans, la mort vint le surprendre à l'Académie, méritant qu'on dît de lui que déjà il ne pouvait plus être comparé qu'à son père. Quand on prononce le nom dé Petit, a dit M. Percy, tout ami de la Chirurgie, doit se lever et se découvrir par respect et par reconnaissance..

Le premier, que La Peyronie appela à coopérer aux grands projets qu'il avait pour l'illustration de son art, fut Quesnay. C'était un de ces hommes dont les vues sont profondes, dont le courage est infatigable, le zèle du bien public ardent, et qui, familier avec l'idiome propre aux Sciences, sut être l'interprète de toutes, le rédacteur de tous les travaux, le digne Secrétaire de l'Académie. Tandis que La Peyronie employait son crédit près du Roi en faveur de son art, Quesnay dirigeait au même but l'influence de Madame de Pompadour sur le monarque (1).

_____

(1) Illustre Bichat! avais-tu lu les ouvrages de Quesnay, et sur-tout les Recherches historiques sur la Chirurgie, le beau discours qui est en tête du premier volume des mémoires de l'Académie de Chirurgie; lorsqu'écrivant l'éloge de ton maître et de ton ami, tu as dit que la *Chirurgie ne comptait pas Quesnay parmi ses soutiens!* A la vérité, il n'eut pas en partage le brûlant génie qui fut le brillant apanage de Desault et le tien. Mais, l'homme qui a tant travaillé pour son art, l'illustre auteur de tant d'ouvrages, et sur-tout des deux célèbres écrits que je viens de citer; celui qui a tant contribué à terminer la querelle qui divisa, je dirai presque qui avilit

4

Attiré à Paris par les bienfaits de La Peyronie, et en quelque sorte formé par lui,
Louis occupa successivement beaucoup de
places; mais aucunes ne le flattèrent autant
que celles de Professeur au Collége de Chirurgie et de Secrétaire de l'Académie, aux travaux, et à l'illustration de laquelle personne
ne prit autant de part. Pourquoi dix-huit ans
se sont-ils écoulés depuis la publication du
cinquième volume de ses Mémoires jusqu'à
sa mort, sans que nous ayons eu le sixième ?
Ce ne sont pas les matériaux qui lui ont man-
qué. Son insouciance, à cet égard, lui avait
déjà attiré les reproches de ses confrères.
C'est un larcin qu'il a fait à l'Art. Un des
hommes chargés, récemment, d'organiser
l'enseignement et l'exercice de l'Art de guérir en France, n'aurait-il pas à se reprocher
cette indifférence ? Et les *Recherches critiques*
sur la Chirurgie moderne sont-elles capables
de nous indemniser du silence de Louis,

---

si long-temps deux Corps respectables sous tant de rapports,
n'était rien moins qu'un homme ordinaire. Et peut-être la
Chirurgie ne vous eut-elle jamais compté tous deux dans ses
rangs, si Quesnay n'eût contribué à la tirer de l'état d'avilissement dans lequel elle était tombée, et à la placer au rang
des sciences les plus nobles et les plus considérées.

pendant les dix-huit dernières années de sa vie ?

L'un des Directeurs de l'Académie, La Faye portait dans ses travaux cette méthode analytique dont il a donné le modèle et l'exemple dans ces *principes*, qui, pendant le cours du dix-huitième siècle, ont fait aimer et cultiver la chirurgie, comme la *Nosographie chirurgicale* paraît destinée à la faire aimer et étudier pendant le dix-neuvième. Il n'a pas fallu moins d'un siècle pour qu'on osât retoucher à cet ouvrage auquel les découvertes modernes ont pu et ont dû ajouter, mais dont elles n'ont fait le plus souvent que confirmer la doctrine!

L'exemple des grands hommes donne de l'émulation à ceux qui sont dignes de le devenir à leur tour. Houstet, dont l'amitié de La Peyronie ferait seule l'éloge, se signalait par son enthousiasme pour la gloire de la Chirurgie française, par son zèle pour l'établissement d'une École pratique, par les prix qu'il institua annuellement et à perpétuité, pour les élèves qui se distinguaient par leurs progrès ; par le don qu'il fit pendant sa vie de sa bibliothèque, ainsi que de deux mille francs pour l'augmenter; enfin, par le monument qu'il fit élever dans l'amphithéâtre de

l'École pour y perpétuer le souvenir des traits
et de la munificence de son ami (1).

De semblables exemples doivent trouver
des imitateurs. A la même époque, on vit
Vermonde, Membre de l'Académie, fonder
un prix annuel de la valeur de 3oo fr. pour
l'avancement de l'Art des accouchements;
Le Cat, élever à ses frais un amphithéâtre à
Rouen, y devenir le fondateur et l'âme d'une
Société littéraire, et emporter tous les prix à
l'Académie de Chirurgie, qui lui fit l'insigne
honneur de le prier de se reposer sur ses
lauriers pour ne pas décourager ses rivaux.
Dans le même temps, la ville de Berne vit
s'élever dans son sein un amphithéâtre où

---

(1) En face du buste de La Peyronie élevé aux frais de
Houstet, est un tableau représentant Minerve, symbole des
Sciences et des Arts, assise sur une chaise antique: sa main
est appuyée sur un bouclier sur lequel on voit Apollon chassé
du ciel, occupé à monder un arbre; l'inscription *Apolloni
opifero* fait allusion à la Chirurgie que La Peyronie a tant il-
lustrée par ses talents et par ses bienfaits. Le tableau qui fait
face au buste de La Martinière rappelle les obligations que lui
à la Chirurgie. Le génie de l'art accueilli par la France sous
la figure de Minerve, protectrice des talents, présente à la
Déesse avec respect et reconnaissance le plan de l'école pratique de Chirurgie, et les noms des principales villes de France
où l'on avait établi, d'après le plan de La Peyronie et par les
soins de La Martinière, des écoles pour les progrès et l'illustration de l'art.

l'on allait entendre Haller, enseignant l'Anatomie. En Angleterre, Fothergill, après avoir
donné au Collége de Médecine d'Edimbourg
une riche collection d'objets destinés à l'étude
de la matière médicale, offrait à Hunter son
cabinet d'histoire naturelle à cinq cents gui-
nées au-dessous du prix auquel il serait
estimé : cadeau que Hunter reçut avec reconnaissance.

Digne successeur de La Peyronie, La Martinière montra le même zèle que lui pour
maintenir les nouveaux établissements dont la
direction lui fut confiée. C'est à ses soins que
l'on doit l'édifice superbe que Louis XV fit
élever pour l'enseignement de la Chirurgie.
Ce fut à sa demande qu'on érigea une Chaire
de Chimie appliquée à la Chirurgie, laquelle
fut dignement occupée par Peyrilhe. Il fonda
six lits destinés à recevoir autant de malades
affectés de blessures graves, et cet établissement a donné naissance à celui des cliniques.

Très-jeune alors, Sabatier devint bientôt le
sujet le plus brillant du Collége de chirurgie,
un des membres les plus laborieux de l'Académie. En même-temps qu'il faisait oublier
tous les anatomistes qui l'avaient précédé, il
rajeunissait La Motte, préparait les matériaux

de ce premier *Traité complet d'opérations,*
qui n'a son égal chez aucune nation ; il remplissait les Mémoires de l'Académie de Chirurgie, ceux de l'Académie des Sciences,
ceux de l'Institut, du fruit de ses conceptions
et de ses veilles, et méritait les honneurs de
l'apothéose qu'il obtint de son vivant. (*Voy.*
son Eloge).

Fabre et Louis prouvaient qu'il ne se fait
point de régénération de chairs dans les plaies
avec perte de substance : Pibrac proscrivait
les sutures, ou plutôt il en réservait l'usage
pour les cas seuls qui l'exigent. Il mettait sur
la voie de la véritable méthode curative de
ces plaies. Des hommes d'un grand nom, La
Martinière, Ravaton, Le Dran, Boucher,
faisaient, des plaies d'armes à feu, l'objet
spécial de leurs études et posaient les principes d'une saine thérapeutique. Vacher faisait
de belles expériences sur les effets des pro-
jectiles, sur les modifications que leur font
éprouver les résistances qu'ils rencontrent. La
Motte et Beaumont recueillaient des observations de plaies par arrachement, en notaient
les accidents, en indiquaient le traitement.
Hoin, Sabatier faisaient connaître les avantages d'une prompte cautérisation des plaies

faites par la morsure des animaux venimeux ou enragés.

La Peyronie, La Martinière, Petit, Boudou, Garengeot, recueillaient sur les plaies de tête des observations qui ont servi de fondements à une doctrine à laquelle il était réservé à Desault de faire d'importantes modifications. Bertrandi, Pouteau, David, cherchaient à expliquer les abcès qui surviennent quelquefois au foie à la suite des plaies de tête.

Paraissant s'être partagé le vaste champ des hernies, Garengeot en faisait connaître plusieurs espèces dont l'existence n'avait point encore été constatée ; Pipelet, Verdier, rapportaient des observations de celles de l'estomac, et de la vessie ; La Peyronie s'occupait de celles qui sont accompagnées de gangrène ; Goursaud faisait, des différentes causes de l'étranglement, de leur manière d'agir, l'objet de ses méditations; Leblanc, Louis, discutaient les indications à remplir, et perfectionnaient le manuel opératoire ; enfin, Camper ne dédaignait pas de s'occuper des moyens d'améliorer, de perfectionner les moyens capables de les maintenir, d'en prévenir les dangers ; il posait les principes d'après lesquels ces agents doivent être confectionnés.

Les maladies des os occupaient le génie de Petit, et fixaient l'attention des Duverney, des Houstet, des Vacher, des Brasdor, des Sabatier, qui en faisaient connaître qui n'avaient point encore été observées, en indiquaient les causes, les signes, et presque toujours substituaient avec avantage de nouveaux procédés, de nouveaux bandages, de nouveaux moyens curatifs aux procédés, aux bandages et aux moyens curatifs usités.

Bien différent de cet avare hollandais qui tailla, dit-on, quinze cents calculeux, à mille écus par tête, en cachant son procédé et en trompant également Albinus et Haller, auxquels il le vendit chèrement; Frère Cosme, qni avait été chirurgien avant d'être moine, opérait publiquement et gratuitemeut, dans presque toute l'Europe, et tailles et cataractes avec le plus heureux succès, et imaginait, pour ces opérations, des procédés, des instruments qu'il portait d'emblée au degré de perfection qu'ils étaient susceptibles d'acquérir. Ces succès engagèrent l'Académie à faire des expériences sur les différents procédés mis en usage, pour extraire les calculs; et l'on vit à son appel Le Dran, Louis, Thomas, Le Cat, Foubert, Morand, La Faye, non-seulement essayer, examiner, comparer les procédés, les modifications, les instruments nouveaux, et s'efforcer de donner à cette belle opération la certitude mathématique. Louis et Fleurant proposaient différentes manières d'opérer chez les femmes. Littre, La Peyronie, Houstet, Garengeot, Le Dran, faisaient leur étude des cas dans lesquels les calculs sont enkystés.

Foubert perfectionnait le traitement des fistules et des anévrismes, indiquait une nouvelle manière de faire la résection des amygdales. Louis, Pipelet, faisaient des expériences tendantes à s'assurer s'il est utile de lier l'épiploon dans le cas de lésion de cette membrane; et le résultat de leurs expériences venait confirmer les inconvénients de cette ligature, déjà pressentis par Mareschal, Boudou et Pouteau. Goulard, Le Dran, Belloq indiquaient différents procédés pour extraire les polypes. Louis, Désormaux, Ferrand, Mareschal, recherchaient la meilleure manière de traiter les fistules salivaires. L'Académie couronnait la savante monographie de Chopart sur les loupes. Gendre de Quesnay, Hévin publiait sur les effets des corps étrangers arrêtés dans l'œsophage ou la

trachée-artère, un de ces ouvrages qui suffi-
sent pour établir une grande réputation.

Vacher , Malaval , Morand, Mareschal ,
éclairaient la doctrine des cancers, et leur
cherchaient des spécifiques.

La Faye, Le Dran, Morand, Chopard,
pratiquaient différentes amputations qui n'a-
vaient point été mises en usage avant eux.
Louis recherchait les moyens de prévenir la
rétraction des chairs, et la dénudation des
os. Boucher, La Martinière, discutaient le
temps le plus favorable au succès de ces opérations nécessitées pour cause de plaies d'armes à feu. Verduin, Sabourin, proposaient
des procédés nouveaux qui, perfectionnés par
Louis et La Faye, sont loin de mériter l'aban-
don dans lequel ils ont été laissés.

Pouteau, Faure, nous forçaient presque à
oublier et à pardonner les ravages du feu par
les avantages qu'ils en obtenaient: et ce moyen,
dont le nom seul est un cri d'alarme et de
terreur, et que chacun a célébré suivant ses
vues, dont la religion a fait un vengeur, l'in-
quisition un bourreau, devenait entre leurs
mains savantes un remède bienfaisant. Ce
n'est, en effet, qu'entre nos mains que le
fer et le feu peuvent en quelque sorte indem-

niser des crimes que l'on commet par leur usage', disons mieux, par leur abus.

Demours faisait connaître la structure de la sclétorique, de l'humeur vitrée, enrichissait la Chirurgie oculaire de préceptes utiles, de procédés ingénieux. Daviel se rendait célèbre par l'extraction du cristallin, et acquérait des droits à la reconnaissance de sa patrie en refusant les offres avantageuses qui lui étaient faites par le Roi d'Espagne qui desirait se l'attacher. Méjan proposait une nouvelle manière d'opérer les fistules lacrymales. Enfin Méri, Pallucci, Bordenave, Cabanis, Hoin, La Forest, La Faye, Louis, Petit, Le Cat imaginaient des instruments, des procédés nouveaux, approfondissaient la doctrine des maladies des yeux, commençaient à faire rentrer cette branche importante de la Chirurgie dans le domaine général de l'Art, et sapaient les préjugés des gens du monde en faveur des charlatans ambulants, qui sous le nom d'oculistes, parcouraient l'Europe comme quelques-uns le font encore aujourd'hui, aveuglant et rançonnant les malheureux qui croyaient avoir besoin de leurs secours.

En même temps qu'il imaginait des instruments et des procédés nouveaux pour faire la

ligature des polypes, Levret posait sur les Accouchements des préceptes que ses élèves répan-
daient et popularisaient en Europe. Il faisait
connaître les causes des Accouchements laborieux, les moyens d'en prévenir et d'en dimi-
nuer les dangers. Il s'élevait contre le préjugé
qui s'opposait au perfectionnement de l'Art
des Accouchements ; imaginait et portait à sa
perfection le forceps, cet instrument le mieux
calculé, le plus utile de tous, qu'aucun autre
ne peut suppléer, qui seul vaut mieux que
tout ce qui a été imaginé avant lui et depuis.
Puzos établissait la doctrine des pertes, indiquait les moyens de les modérer, de les arrê-
ter sans en venir à l'Accouchement. On lui
doit un tableau des maladies auxquelles s'ex-
posent les femmes qui bravent les lois et le
vœu de la nature, qui leur disent d'alaiter ;
tableau bien capable d'effrayer celles qui sont
susceptibles de se laisser guider par d'autres
considérations que celle de la conservation de
quelques attraits passagers. Camper faisait des
accouchements laborieux, le sujet de ses graves
et savantes méditations, indiquait ceux auxquels
on peut rémédier au moyen du levier qu'il in-
troduisit en France. Simon, Cabanis, La
Roche, etc., recueillaient des observations,
faisaient des recherches sur l'opération césa-

rienne. Cherchant à ouvrir un nouveau passage à la vie, Sigault proposait de substituer la section de la symphyse du pubis dans certaines occasions où l'on croyait devoir recourir à l'opération césarienne : et l'on vit, dit Louis, des femmes sensibles, dont l'âme était douloureusement affectée au récit d'une simple opération, se passionner en faveur du nouveau procédé dont elles n'avaient pas idée. Elles paraissaient avoir conçu l'espérance d'accoucher désormais par ce moyen avec autant de facilité qu'on les soulage, lorsque, mal à l'aise dans leurs corsets, on en relâche ou l'on en coupe les cordons (1).

En faisant connaître par de savants ouvrages, l'origine, la marche, les vicissitudes, les progrès de la chirurgie, Garengeot, Quesnay, Dujardin, Peyrilhe, montraient ce qui lui restait à faire. La famille des Süe ne se distinguait pas moins comme anatomistes profonds,

_____

(1) Peu de temps auparavant, on avait vu les mêmes femmes déserter l'opéra pour aller entendre Antoine Petit disserter sur le cerveau, le cœur ou le pancréas, et discuter avec le même intérêt sur la structure du corps humain, ou sur une tragédie de Racine, ou un roman de Voltaire ; comme aujourd'hui on en voit un assez bon nombre appliquées à la recherche des Bosses, dans le cabinet du D. Gall.; ou discutant, dans un salon, sur les causes de la révolution française.

que comme chirurgiens laborieux et classiques. Enfin La Peyronie, Quesnay, Morand, Louis, Le Cat, employaient dans tous leurs travaux, dans leurs discussions polémiques, dans leurs relations avec le public, avec les tribunaux, avec la cour, un style noble, facile et séduisant, un tact exercé et sûr, un mélange de talents, de connaissances, une application d'une science à une autre, qui assurent toujours le triomphe des productions empreintes de ces caractères.

Dans le même temps où tous ces grands hommes travaillaient de concert aux progrès de la chirurgie, l'Europe présentait avec une sorte d'orgueil Haller, génie extraordinaire, fameux par ses travaux, et l'universalité de ses connaissances, qui cultivait avec un égal succès l'Anatomie, la Physiologie, la Botanique, toutes les branches de la Médecine ; remplissait avec honneur des fonctions importantes de magistrature, était un des plus célèbres poëtes de l'Allemagne, et l'un des plus savants médecins de l'Europe. W. Hunter, qui étalait dans l'étude des sciences le luxe d'une brillante fortune noblement acquise ; J. Hunter, son frère, qui cumulait tous les honneurs, toutes les dignités, auxquels on

peut aspirer dans sa profession ; Camper, qui
n'était étranger à aucune Académie, et à qui
aucune Académie n'était étrangère ; Van-Swie-
ten qui, comblé des faveurs de son Souverain,
faisait à Vienne pour la médecine ce que La
Peyronie faisait à Paris et à Montpellier pour
la chirurgie ; Cheselden, digne rival de notre
Petit, que Morand était allé voir opérer, faisait à son tour le voyage de Paris pour assister
à une séance de l'Académie, et s'immortali-
sait par l'invention de l'opération de la pupille
artificielle (1) ; Bilguer, si vanté pour avoir
cherché à restreindre les cas d'amputation,
comme si, en cela, il n'était pas d'accord avec
tout ce qui mérite le nom de chirurgien ; Bertrandi, Moscati, si célèbres, l'un par ses travaux et ses ouvrages, l'autre, par ses grands
talents, ses dignités et ses infortunes récentes ;
Heister, Richter, Théden, si connus en Allemagne et si dignes de l'être par-tout ailleurs ; Per-
cival Pott, dont l'éclatante réputation se répan-
dait dans toute l'Europe : on voyait, dis-je, tous

_____

(1) L'Astronomie, dit Morand, assure une sorte d'immor-
talité à celui qui, par hasard, découvre une étoile en lui don-
nant son nom. La Chirurgie ne serait-elle pas en droit de décerner le même honneur à celui dont le génie fait découvrir
le ciel et la terre aux aveugles de naissance !

ces hommes, l'honneur de la chirurgie étrangère, ambitionner le suffrage de l'Académie,
chercher à l'obtenir, lui adresser leurs travaux,
et mettre au rang de leurs premières dignités le
titre d'associés de l'Académie de Chirurgie de
Paris.

Quand la Chirurgie a été cultivée par de
tels hommes, on ne doit pas être surpris des
progrès qu'elle a faits : il serait bien étonnant
qu'elle fût restée stationnaire entre leurs mains.
L'esprit et la science se réunissaient en eux.
Le zèle qui les animait leur inspirait une noble émulation. Leur industrie était secondée
par les lumières qui éclairaient leur expérience.
Est-il étonnant qu'ils aient donné une autre
face à notre Art, qu'ils aient été si féconds en
utiles inventions ? Ce qui rend encore plus in-
téressants les travaux de ces grands hommes,
c'est que leur mérite s'est répandu sur nous ;
leur gloire est devenue la gloire de leur patrie.
Ce sont eux qui ont approprié notre Art à la
France, qui, comme l'a dit Addisson, est
devenue le pays classique de la Chirurgie,
comme Athènes l'a été pour la philosophie
et l'éloquence ; comme l'Italie l'était, comme
la France allait le devenir pour les Beaux-
Arts sans nos funestes revers. Aucune nation

n'a pu nous contester ce genre de supériorité;
la Chirurgie est désormais un de nos titres de
gloire. Nos écoles sont les Ecoles des Nations
étrangères. Si un Chirurgien étranger n'y a
pas puisé les préceptes de son Art; s'il n'a
pas suivi nos grands maîtres, il croit qu'il lui
manque quelque chose, et craint de n'inspirer qu'une demi-confiance. Plusieurs même de
ceux qui, sans nos leçons, ont acquis de la réputation, viennent rendre hommage à la Chirurgie française : ils veulent voir s'ils nous res-
semblent, s'ils font et opèrent comme nous
faisons et opérons, et s'en retournent dans
leurs pays, plus sûrs d'eux-mêmes, quand ils
emportent notre approbation, et offrant,
comme un fondement assuré de leurs talents,
l'avantage d'avoir fréquenté nos hôpitaux,
d'avoir entendu nos maîtres, d'avoir puisé leur
doctrine à la véritable source. Ce témoignage
paraît suspect dans notre bouche ; mais pourquoi est-il le témoignage de toutes les Nations?
Pourquoi les chirurgiens étrangers même nous
l'accordent-ils? Ce suffrage est sans doute
bien honorable pour nous, puisque parmi
eux, il y en a tant qui sont si dignes de notre
admiration, et à qui nous devons tant de découvertes utiles!

Si La Peyronie n'opèra pas tout ce bien par lui-même, il en fut le promoteur, et c'est à lui que la gloire doit en être rapportée. Il organisa tellement l'Académie, qu'aucun de ses membres ne pouvait rester inutile à sa gloire, et à l'accomplissement de ses destinées; qu'une heureuse solidarité les portait à y concourir tous avec la même ardeur. Les observations de chaque jour donnaient lieu à des discussions qui tournaient toutes au profit de l'Art; et chaque jour voyait naître avec lui de nouvelles découvertes. Les chirurgiens dispersés dans toute l'étendue de la France, les étrangers même s'honoraient de pouvoir concourir avec elle à l'agrandissement des connaissances qui élevaient la Chirurgie. Cette Académie était un foyer de lumières d'où s'irradiaient à chaque instant des rayons brûlants qui portaient le feu de l'émulation partout. Et ce n'est qu'à elle, ou pour mieux dire à son fondateur, qu'on est redevable de la rapidité et de la solidité des progrès qu'a faits la Chirurgie à cette époque, qui sera long-temps regardée comme son âge d'or.

Les questions importantes que l'Académie proposait chaque année, la publicité qu'elle donnait aux mémoires dignes de son suffrage,

et auxquels elle décernait d'honorables récompenses, inspiraient généralement le desir
d'atteindre à ce degré de talents qu'elle aimait
tant à rencontrer et à honorer. Tantôt voulant
faire voir que la Chirurgie consiste bien
moins dans l'art d'opérer que dans celui
de bien conduire une maladie, de la diriger,
d'administrer parfois quelques remèdes et
toujours les conseils nécessaires ; rappelant
qu'il est peu de maladies qui exigent des
opérations, mais que toutes ont besoin d'une
médication raisonnée ; annonçant la nécessité
et le but qu'elle se propose, de rapprocher la
chirurgie de la médecine, elle offre successivement à l'examen et à la discussion les
différents ordres de remèdes usités en chirurgie, leur manière d'agir dans les diverses
circonstances, leur indication. Tantôt, voyant
que l'on confondait dans une même classe de
maladies, les nombreuses et diverses espèces
de tumeurs ; que des chirurgiens s'obstinaient
à résoudre ce qu'il fallait ouvrir, se contentaient d'ouvrir ce qu'il fallait extirper, n'o-
saient extirper ce qui devait essentiellement
l'être, se méprenaient autant sur les moyens
d'opérer que sur le choix des opérations
mêmes, se conduisaient, en un mot, non par

des principes raisonnés, mais par une routine aveugle qui ajoutait de nouveaux périls aux maux auxquels elle croyait remédier ; elle appelle l'attention de ses concurrents sur les tumeurs, et leur fournit en même temps l'occasion de faire distinguer à l'avenir des affections très-différentes qui n'avaient de commun qu'un seul caractère, le moins essentiel de tous, et de poser les principes immuables de l'Art. Enfin, toujours l'Académie se fit un devoir de choisir, non de ces questions plus curieuses qu'utiles, de ces questions extraordinaires et à prétention, dont la vanité cherche à se faire honneur; mais des questions de principes, des questions fondamentales, dont la solution a une grande influence sur toute la pratique, et intéresse également les individus de tout âge, de tout sexe, de tous. pays. Les jeunes gens qu'une noble émulation excitait, les hommes dont la réputation était faite, les gens du premier mérite ; tant nationaux qu'étrangers, ne dédaignaient pas de descendre dans l'arène, de disputer les palmes dont l'Académie était sagement avare pour leur donner plus de prix, mais qu'elle aimait tant à décerner. C'était Louis, c'était David, Bordeu, Le Cat, Choppart, Camper Sauces rotte, etc. etc., qui, par d'excellents ouvrages, se chargeaient de montrer à l'Europe les rapides progrès que faisait la Chirurgie française. Le Cat seul remporte successivement quatre fois le prix; et l'Académie, en quelque sorte vaincue par ce redoutable Athlète, craignant de décourager ses rivaux, lui rétorque sa devise *usque quò*, en lui demandant jusques à quand M. Le Cat s'obstinera-t-il à remporter les prix qu'elle propose?

L'exemple de la Capitale paraît devoir être long-temps contagieux en France, et probablement en Europe. Bientôt on vit dans nos provinces, dans nos villes principales, se former, se développer des chirurgiens d'un grand mérite qui ouvrirent des Écoles, et prirent plaisir à communiquer à de dignes élèves les connaissances qu'ils avaient acquises. Montpellier, Toulouse, Bordeaux, Lyon, Besançon, Orléans, Rouen, Strasbourg, Metz, Nancy, eurent leur Amphithéâtre, leur Collége de Chirurgie, des Professeurs, qui, à de solides connaissances, joignaient l'enthousiasme pour leur état, et quelquefois l'heureux talent de le communiquer; et c'est ainsi que se sont formés, que se sont multipliés et répandus dans notre heureuse patrie

des hommes qui y ont porté les bienfaits
d'une des Sciences les plus utiles au genre
humain, voisine de la perfection.

A l'époque dont nous parlons, comme
antérieurement, et comme cela à eu lieu
constamment dans nos dernières guerres, les
chirurgiens militaires ont été vexés, outragés,
traités despotiquement par les employés
d'Administration, par les Commissaires, les
Directeurs, les Inspecteurs, et par tout ce
qui tenait à la bureaucratie de l'armée. Possé-
dant l'estime et l'affection du Ministre de la
guerre, d'Argenson, qui l'avait vu à Fontenoy
et à Laufeldt, La Peyronie fût chargé de
travailler à une nouvelle organisation du
service de santé des armées et des hôpitaux.
On le vit alors apporter le même zèle à
défendre l'honneur et l'indépendance des
chirurgiens militaires, à faire rayer de l'or-
donnance et des règlements les articles avilis-
sants pour eux, à les entourer d'une considération qu'ils n'avaient point encore eue, qu'à
soutenir et défendre contre d'ambitieux et
nombreux adversaires le système économique
et conservateur des infirmeries régimentaires

(1). Mais, tel était l'esprit du temps, telle était déjà l'influence des *gens à affaires*, qu'ils subjuguèrent et entraînèrent, comme malgré lui, le Ministre équitable et bienveillant, et parvinrent à paralyser ses dispositions en faveur des chirurgiens militaires et des établissements qui réunissant ce qui était sanitaire et économique, ne pouvaient convenir aux gens à qui il fallait des malades et des journées d'hôpital pour assouvir leur dévorante cupidité.

Nous avons déjà fait voir comment d'après des représentations tirées de l'état de la Chirurgie, des moyens d'en hâter les progrès, faites au Roi, par Mareschal et Lapeyronie; il avait été fondé cinq places de démonstrateurs avec des appointements de cinq cent livres par an. A ces cinq-démonstrateurs, La Peyronie en ajouta un sixième, à qui il assura cinq cents livres de pension sur ses

---

(1) On a beau, dit M. Percy, entasser les arguments, reproduire les reproches, multiplier les rapports contre les infirmeries militaires; elles ont bravé les efforts de l'envie, de la cupidité, de l'obstination; et au milieu des attaques, des vicissitudes auxquelles elles ont été en butte, tantôt suspendues, tantôt rétablies, modifiées d'une façon, réglées ou déréglées de l'autre, elles se sont soutenues en dépit de l'autorité même; parce que tout ce qui est évidemment bon et utile résiste à la loi, au temps et aux hommes. (*Dict. des Scien. méd.*, art. *infirmerie.*)

biens et qu'il chargea de faire chaque année
deux cours publics d'accouchements, l'un en
faveur des élèves en chirurgie, l'autre en
faveur des sages-femmes. Par la suite le Roi
en nomma un septième qui eut pour fonctions
de faire un cours de maladies des yeux. Pour
que tous ces cours fussent faits avec exactitude,
La Peyronie fit nommer à ces démonstrateurs
autant d'adjoints chargés de les remplacer en
cas d'absences ou de maladies. Ces Professeurs
ajoutèrent bientôt à l'enseignement qu'ils
étaient chargés de donner, des cours de
Physiologie, d'Hygiène, de Thérapeutique,
de Bandages, etc. Nous dirons comment, en
imposant à ces adjoints l'obligation de faire
également des leçons publiques, La Peyronie
trouva le moyen d'avoir quatorze Professeurs
au lieu de sept; comment il sut attacher à
d'aussi honorables et importantes fonctions
des honoraires égaux à ceux dont jouissaient
les professeurs titulaires; comment enfin, il
s'y prit pour s'assurer que ces cours seraient
toujours faits avec régularité et exactitude.

La Peyronie ne se borna pas à faire fleurir
la Chirurgie dans la capitale ; il aimait trop
sa patrie pour oublier que son père et lui l'a-
vaient exercée honorablement à Montpellier,

que lui-même l'y avait enseignée avec un ap-
plaudissement universel : il voulut compléter
l'enseignement médical dans la ville déjà la
plus médicale, et y faire ce qu'il venait d'opérer avec tant de succès à Paris. Il demanda et
obtint encore la nomination de quatre démonstrateurs et de quatre adjoints, *chargés de faire
les explications et démonstrations de toutes les
parties d'un art si utile au genre humain.* Mais
Montpellier n'avait point encore d'amphithéâtre ; on négligea d'attacher des honoraires
aux fonctions de démonstrateurs, et ce fut
encore La Peyronie qui leva cette double
difficulté.

Si La Peyronie a conçu et exécuté le plus
beau, le plus vaste plan d'amélioration et de
perfectionnement de la Chirurgie ; s'il sut
utiliser les temps, les circonstances, les
hommes, le Souverain lui-même, pour arriver plus sûrement à son but ; s'il goûta la
douce satisfaction de voir ses confrères con-
sidérés, honorés, devenus les dignes émules
de ceux qui naguère prétendaient à une inju-
rieuse supériorité ; la Parque inhumaine ne le
laissa pas jouir long-temps du haut degré de
perfection et de célébrité que devaient acquérir les établissements qu'il venait de for-

mer. Mais avant de descendre dans la tombe, il voulut mettre pour toujours son ouvrage à l'abri des événements, et il signala la terminaison d'une vie si glorieuse par un monument pour lequel il n'a point eu de modèle, et n'a pas encore eu d'émule. Je veux dire son testament, que je ne puis me dispenser de rapporter ici, tant il m'a paru sublime, trop peu connu, et digne d'être offert à l'éternelle reconnaissance des chirurgiens, à l'imitation des successeurs de La Peyronie, dans la place qu'il a si dignement remplie !

Après avoir donné à un grand nombre de ses parents et de ses amis, des preuves de son affection et de sa générosité, La Peyronie parle ainsi : « Je donne et lègue à la communauté des Maîtres en Chirurgie de Paris, ma terre de Marigni, ses circonstances et dépendances, située dans l'élection de Château-Thierry (1). Et je charge ma légataire universelle d'en payer les droits d'amortissement, d'indemnité au Seigneur, de centième denier, etc., s'il en est dû, et à quelques sommes que

_____

(1) On sait que Louis XV en fit l'acquisition pour deux cent mille livres qui furent placées selon les intentions du donataire.

ces différents droits puissent monter. Je veux et entends que les revenus de cette terre, les entretiens et réparations préalablement faits, soient employés, 1.° à un prix qui sera distribué chaque année et qui sera d'une médaille d'or du prix de 500 fr., sur la face de laquelle le buste de Louis XV sera toujours représenté, en quelque temps que la distribution s'en fasse ; laquelle médaille sera délivrée à l'Auteur du mémoire qui aura été jugé le meilleur, et cela, suivant l'usage déjà pratiqué dans les distributions du prix que je donne depuis l'établissement de l'Académie de chirurgie ; 2.° en jettons d'argent de quatre marcs au cent, et dont je laisse le choix de l'empreinte à la disposition de l'Académie ; lesquels jettons seront distribués chaque jour d'assemblée à quarante académiciens du comité, le secrétaire compris dans le nombre des quarante, à raison d'un jetton par académicien. Et dans le cas où quelques-uns desdits académiciens ne se seraient pas trouvés à l'heure fixée par le réglement, j'entends qu'ils n'auront point part à la distribution des jettons, et que ces jettons non distribués seront partagés, savoir: moitié au Secrétaire de l'Académie, et l'autre moitié aux adjoints, en commençant par le plus ancien, à raison d'un jetton par chacun; 3.° en cinq cents livres pour un cours d'accouchements comme il sera dit plus bas; 4.° enfin en dépenses pour l'utilité et les progrès de la Chirurgie et de l'Académie royale de chirurgie ».

« Je donne et lègue en outre à ladite communauté des maîtres en chirurgie de la ville de Paris, ma bibliothèque, qui pourra servir à perfectionner celle que la communauté a déjà ».

« Je donne et lègue en outre à ladite communauté des maîtres en chirurgie de Paris, deux cents livres par chaque année, pour être employées en nouveaux achats de livres; et trois cents livres aussi par chaque année au bibliothécaire qui sera nommé par mes successeurs, lequel sera toujours choisi dans le nombre des académiciens du comité; j'entends néanmoins que ces deux sommes ne commenceront à être payées que lorsque la jouissance des autres fonds que je lègue ci-après à ladite communauté des chirurgiens de Paris, aura lieu à leur profit ».

« Je donne et lègue à M.me Isert ma sœur, deux cents marcs de vaisselle d'argent à choisir dans ma vaisselle, et je la prie de les transmettre après elle à M.me Saulnier sa fille, à

laquelle je les substitue en cas de besoin **pour**
en jouir par elles deux en usufruit seulement;
et, après leur décès, être vendus, et le prix
qui en proviendra, employé en acquisition
d'héritages ou de rentes, et appartenir à la
communauté des maîtres en chirurgie **de**
Paris et de Montpellier, de la manière que
je vais prescrire ».

« Je nomme, en outre, Mme Isert, ma
sœur, ma légataire universelle, par usufruit
seulement, des biens meubles et immeubles.
dont je n'ai point disposé par mon présent
testament; et j'ordonne qu'après mon décès,
tous les effets mobiliers que je laisserai, à
l'exception des actions que j'ai sur la compagnie des Indes, et les billets portant intérêt, que j'ai sur la même compagnie,
soient vendus, et que le produit, (les frais
du présent testament, ceux d'inventaire,
et autres frais de justice préalablement pris),
en soit constitué en rentes sur la province du
Languedoc, ou en fonds d'héritages, suivant
que ma légataire universelle et mon exécuteur
testamentaire le jugeront à propos. Et je veux
et entends, que si ma légataire universelle
prédécède Mme Saulnier, ma nièce et sa
fille, la dame Saulnier lui succède dans la

pareille jouissance par usufruit de tous lesdits biens.... Mais le décès de l'un ou de l'autre étant arrivé, je donne et lègue les deux tiers desdits fonds de biens à la communauté des Maîtres en chirurgie de Paris; et l'autre tiers à la communauté des Maîtres en chirurgie de Montpellier ».

« Je veux et entends que les revenus des deux tiers que je lègue à la communauté des Maîtres en chirurgie de Paris, soient employés : 1.° à payer trois mille livres, par chaque année, au secrétaire de l'Académie de Chirurgie tant qu'il remplira cette fonction; 2.° en deux mille cinq cents livres pour cinq adjoints aux professeurs, fondés par le Roi; 3.° en cinq cents livres pour l'adjoint du démonstrateur des accouchements, comme il sera exposé plus bas; 4.° enfin, en dépenses qui seront jugées nécessaires pour les progrès et les avantages de la Chirurgie, et principalement de l'Académie royale de Chirurgie ».

« Je donne et lègue à la communauté des Maîtres en chirurgie de Montpellier, les deux maisons qui m'appartiennent dans la Grand-Rue de cette ville, avec cent mille livres pour y faire construire un amphithéâtre sur le modèle de celui de Paris. J'institue en outre la communauté, légataire pour le tiers des biens que je laisserai à mon décès. Je veux et entends que les revenus soient employés : 1.º au paiement de quatre mille livres, par chaque année, aux quatre démonstrateurs et à leurs adjoints, à raison de cinq cents livres pour chacun d'eux, sous la condition que ces démonstrateurs seront tenus de faire un cours tel qu'ils l'ont fait jusqu'à présent, et que les adjoints feront un cours pareil à celui des démonstrateurs dont ils sont les adjoints ; 2.º en mille livres, qui seront payées chaque année, à un démonstrateur des accouchements et cinq cents livres à son adjoint, à condition qu'ils seront tenus de faire chacun un cours aux élèves en chirurgie, et aux élèves Sages-femmes ».

« Pour assurer l'exécution de cet établissement, je donne et lègue deux mille livres une fois payées, à chacun des deux hôpitaux Saint-Eloi et Général de Montpellier, sous la condition qu'ils s'engageront à fournir gratuitement les cadavres nécessaires aux démonstrations d'anatomie et de chirurgie dans l'amphithéâtre de cette ville ».

« Je prie Monseigneur le Chancelier, MM. les Secrétaires d'état du Département de Paris et de la Province du Languedoc, et mes

successeurs, premiers Chirurgiens du Roi,
de ne jamais permettre qu'aucun des revenus
des fonds que je laisse par mon présent testament, soient employés aux besoins, soit
généraux soit particuliers des communautés
des Maîtres en chirurgie de Paris et de Montpellier. Mais je les supplie de vouloir bien
agir de concert pour que les revenus soient
uniquement employés à ce qui pourra procurer les progrès de la Chirurgie, et l'avantage de l'Académie royale de Chirurgie. Mon
intention étant telle ».

Dans son codicile fait deux jours après,
son testament, La Peyronie dit : « Je veux et
entends que du jour de mon décès, le secrétaire de l'Académie royale de Chirurgie com-
mence à jouir de trois mille livres d'appointements que j'ai ordonné, par mon testament,
lui être payées après le décès de Mme Isert et
de Mme Saulnier, sur les deux tiers des fonds
que j'ai légués à la communauté des Maîtres en
chirurgie de Paris. Mais, pour ne rien changer
à la jouissance par usufruit des deux tiers des
fonds légués à ma sœur, et ne pas la charger des-
dites trois mille livres, je veux et entends que
les arrérages des trois mille livres qui seront
dus au secrétaire depuis mon décès jusqu'à

celui de Mme Isert, lui soient payés, avant que Mme Saulnier puisse entrer en jouissance desdits deux tiers de fonds ; et que ladite Dame Saulnier continue ensuite de payer annuellement audit secrétaire pendant sa vie, lesdites trois mille livres. Et dans le cas où Mme Saulnier prédécéderait Mme Isert sa mère, je veux et entends que le secrétaire soit payé des arrérages des trois mille livres qui lui sont dus, avant que ladite communauté puisse entrer en jouissance des deux tiers des fonds ».

« Je veux et ordonne que les deux maisons qui m'appartiennent, dans la Grand-Rue de la ville de Montpellier, soient détruites, et que sur leur terrein, il soit construit un amphithéâtre pour les démonstrations anatomiques, et les logements nécessaires pour les assemblées des Maîtres en chirurgie de cette ville ».

« Et pour la construction de cet amphithéâtre et de ces logements, je donne et lègue à la communauté des Maîtres en chirurgie de Montpellier la somme de cent mille livres une fois payée ».

« Comme cet édifice public ne saurait être trop solidement construit, je desire qu'on y apporte tous les soins possibles ; qu'on en

6

prenne le modèle sur l'amphithéâtre de Saint-Côme de Paris, et qu'on le rende encore plus parfait, s'il est possible ».

« Je prie M. Lenain, Intendant de la Province du Languedoc, de vouloir bien y donner la même attention qu'il donne à tout ce qui regarde le bien et l'avantage de cette Province. Et je demande qu'il ne soit rien fait pour la construction de cet édifice sans son avis ou celui de son successeur, si cette province avait le malheur d'en être privée. Mais, si cette somme ne suffisait pas pour la construction de cet édifice, je charge ma légataire universelle d'y suppléer ; et, si au contraire, elle était plus que suffisante, je veux et entends que l'excédant soit employé en fonds sur la ville de Montpellier, ou sur la Province du Languedoc, et que les revenus servent au paiement des démonstrateurs et de leurs adjoints. Je confirme au surplus mon testament dans tout ce qu'il contient ».

Persuadé que par des actes aussi solennels, il vient de consolider et d'assurer à perpétuité les établissements qu'il avait formés, La Peyronie paraît tranquille sur l'avenir ; mais sentant approcher ses derniers instants, et voulant que ses dernières paroles fussent encore

un bienfait en faveur de la Chirurgie, il appelle son compatriote et son collègue Houstet,
qui ne l'avait pas quitté pendant sa longue et
douloureuse maladie, et lui dit d'une voix
mourante : « Houstet, mon ami, cherche
dans mon secrétaire, prends-y trente mille
francs ; tu les donneras au jeune Louis qui
n'est pas riche, mais qui le deviendra un
jour, car il est le chirurgien qui doit faire le
plus d'honneur à notre profession. Dis-lui
que je lui donne cette somme à condition qu'il
l'emploira aux progrès et à l'illustration de la
Chirurgie ; qu'à sa mort, il la remettra à la
même condition, au jeune chirurgien le
moins fortuné, mais qui donnera les plus
belles espérances ; et qu'ainsi, j'entends qu'elle
passe à perpétuité au chirurgien qui réunira
le mieux cette double condition ». Il dit, et,
ne voyant plus rien à faire pour la Chirurgie,
il cessa de vivre....

Je sens que je devrais terminer ici mon
travail, et que tout ce que j'y ajouterai ne
pourra qu'affaiblir l'impression que laissent
nécessairement et le chef-d'œuvre que je viens
de faire connaître, et les paroles mémorables
que je viens de rapporter. Telle est du moins
celle qu'ils produisent en moi chaque fois

que ma mémoire me les retrace, que je ne
sais ce que je dois le plus admirer, de la noble
générosité du donataire, des soins qu'il apporte, de l'attention qu'il met à ce que tout
ce qui concerne la Chirurgie soit fait avec
exactitude, grandeur et magnificence ; ou des
détails dans lesquels il entre, détails qui
prouvent combien il avait médité son sujet,
combien il prenait d'intérèt à tout ce qui pouvait ajouter du lustre à son art, et qui ne
pourront paraître minutieux qu'à ceux qui
ignorent que le succès des plus beaux projets,
des établissements les mieux conçus, en dé-
pend le plus souvent. Avant La Peyronie,
des traits semblables de générosité étaient
réservés pour honorer l'histoire d'un petit
nombre de Souverains.

Quand des établissements reposent sur des
fondements solides, il est facile de les porter
à une grande élévation ; telle devait être
après la mort de La Peyronie, la destinée
du Collége et de l'Académie de Chirurgie.
D'excellens Professeurs continuaient à attirer
à leurs savantes leçons un nombreux concours
d'auditeurs, tant nationaux qu'étrangers. Ces
grands Maîtres formaient des élèves qui devaient devenir des maîtres à leur tour. Pleins

du zèle et de l'ardeur qui avaient animé leur
fondateur, ils ne s'occupaient que du service
public, des progrès et de l'illustration de leur
Art. L'Académie, qui prenait chaque jour de
la consistance, eut bientôt, par les soins de
La Martinière, un réglement approuvé
par Louis XV, qui, en excitant et entre-
tenant l'émulation parmi ses membres,
devait d'autant plus facilement porter leurs
travaux à un haut degré de perfection, que
les progrès et le lustre de la Chirurgie étaient
leurs seuls objets. Son illustre fondateur s'était
occupé de tout, avait songé à tout, avait
tout prévu et tout préparé. Les hommes
étaient là : c'étaient les deux Petit, Morand,
Quesnay, Louis, Hévin, Bordenave, Levret, La Faye, Le Dran, Lassus, Sabatier.
Les établissements étaient ou allaient être faits.
Les plus habiles Architectes, les Statuaires les
plus célèbres devaient y épuiser leur art. L'impulsion était donnée par la main de La Peyronie. Ce ne fut plus un seul prix que l'Académie offrit annuellement à l'émulation des
nombreux candidats qui se disputaient les
palmes dont elle couronnait leurs travaux.
Une partie des fonds que lui avait légués La
Peyronie, fut consacrée à une médaille de

la valeur de cinq cents francs. Un prix d'é-
mulation de la valeur de deux cents francs,
fut accordé, chaque année, à l'auteur regnicole
ou étranger, du meilleur ouvrage sur une partie de la Chirurgie. Cinq médailles de la valeur de cent francs chaque, étaient encore
offertes et données à cinq chirurgiens, académiciens libres ou regnicoles, auteurs de bons
mémoires ou d'observations intéressantes. Enfin, tout concourait, tout contribuait à exciter
de toute part le zèle, l'émulation, l'enthousiasme des chirurgiens, les progrès de la Chirurgie, et à faire du règne de LOUIS LE BIEN-
AIMÉ, la plus belle époque de la Chirurgie
française. Tant il est vrai que la destinée des
grands hommes est d'illustrer le règne des
Souverains, en leur suggérant des projets utiles
à l'humanité et à leur gloire !

Les travaux de l'Académie devinrent de
jour en jour plus imposants. Se rapprochant
davantage de ceux de l'Académie des Sciences, ils présentèrent l'histoire de tous les
faits, de toutes les observations recueillies,
des instruments, des procédés opératoires,
imaginés dans l'intention d'avancer les progrès de l'Art. L'Académie sentit de plus en
plus la nécessité de ne point se borner à un

simple recueil d'observations, ou au récit d'é-
vénements plus ou moins extraordinaires. Les
observations ne sont point ce qui manque à la
médecine ; mais ce qu'elle réclame sur-tout,
c'est de savoir utiliser celles qui existent, en
tirer des conséquences pratiques, en former
la Science, la philosophie de l'Art. Quel-
qu'exact et bien fait que soit le tableau d'une
infirmité, de la cause qui y a donné lieu,
de la marche qu'elle a suivie, du résultat
qu'elle a eu, des effets des moyens qu'on lui
a opposés ; ce tableau ne me présentera un
véritable intérêt, qu'autant qu'il servira à
étendre ou à réformer les préceptes de l'Art,
à confirmer ou à développer quelques vérités.
L'Académie ne regarda les observations qui lui
étaient communiquées, celles plus anciennes
faites en différents temps et en différents
pays, que comme des moyens de pénétrer les
causes des phénomènes morbifiques, de rendre
raison de leurs effets ; comme une matière
brute dont le génie devait faire sortir la
Science à laquelle ces faits appartenaient, en
tirant de leur rapprochement, de leur compa-
raison, des conséquences positives, en déter-
minant les points de pratique douteux ou in-
décis, en découvrant les méthodes vicieuses,

en saisissant et fixant les indications à remplir, même dans les cas équivoques et diffi-
ciles. C'est en suivant obstinément cette
marche, qu'elle a su découvrir, simplifier,
perfectionner une foule de méthodes, de
procédés opératoires, de moyens curatifs;
qu'elle a créé de nouveaux points de doctrine,
établi ceux qui étaient obscurs, contestés,
incertains, sur les bases de l'expérience et de
l'observation; qu'elle a précisé la nature et
le siège de plusieurs affections encore peu
connues, et fait voir combien un heureux
emploi des ressources qu'offre la Médecine
pouvait contribuer à assurer nos succès. Et
voilà ce qui a fait des mémoires de l'Académie, le meilleur répertoire, le Recueil le plus
complet des principes fondamentaux de l'art,
basés sur des observations rapprochées, mé-
ditées, comparées, constituées en un corps
de doctrine qui a subi l'épreuve d'un demi-
siècle d'examen, à une époque féconde en
grands chirurgiens. Il semble que, pour les
parties traitées dans ces immortelles archives,
l'Académie n'ait voulu laisser à ceux qui devaient venir après elle, qu'à confirmer sa doctrine, profiter de ses travaux, ou en être les
historiens.

Si nous voulons connaître plus particuliè-
rement la part qu'a eue La Peyronie à ces
travaux, nous trouvons tout en les ouvrant,
cette belle et noble épître à Louis XV, dans
laquelle rappelant à sa Majesté cette éternelle vérité : *que les Sciences et les Arts ont
toujours donné ou ajouté un nouveau lustre aux
règnes même les plus glorieux ; qu'ils ont élevé
les monuments les plus durables de la grandeur
des princes qui les ont favorisés ;* il trouve l'art
d'intéresser la gloire du Souverain au succès
de ses établissements. Quelle adresse ne mit-
il pas en lui disant que *les progrès que fera
sous son règne une Science qui a pour objet la
conservation des hommes, deviendront un nouveau témoignage de son amour pour ses peu-
ples, et l'annonceront à la postérité comme le
bienfaiteur du genre humain.* Et en lui présen-
tant les *mémoires* comme le fruit de ses bienfaits, est-il possible de montrer un goût plus
exquis, un tact plus exercé dans la connais-
sance des hommes ? L'origine de la protection
spéciale et des faveurs que Louis XV a accor-
dées à la Chirurgie, ne se trouverait-elle pas
dans ce peu de lignes ?

Du côté des travaux scientifiques, La Peyronie ne le cède à aucun autre, et pour le

prouver, il suffit de rappeler 1.º ses belles
expériences sur la nature des tumeurs cancé-
reuses et des humeurs qu'elles fournissent ;
2.º celles qu'il a faites sur les remèdes qu'on
a coutume d'employer dans le traitement des
plaies du cerveau ; 3.º ses nombreuses et importantes observations sur les plaies de tête ;
entr'autres celle dans laquelle, appelé plus
d'un mois après l'accident, il soupçonne un
épanchement, découvre une fracture jusqu'alors ignorée, applique deux couronnes de
trépan, ouvre la dure-mère, donne issue à
beaucoup de pus et à quelques portions du
cerveau, remarque une vaste poche qui s'étend
jusqu'au corps calleux, la vide, la déterge et
parvint à guérir son malade ; 4.º d'intéressantes observations sur quelques-unes des
causes qui s'opposent à l'érection et à l'éja-
culation de la semence, dans lesquelles il fait
connaître ces causes, leur manière d'agir, et,
après plusieurs essais, il trouve leur remède
dans l'usage des eaux de Balaruc ; 5.º une observation sur un étranglement d'intestin après
la réduction complète de la hernie, étranglement occasionné intérieurement par l'adhé-
rence de l'épiploon au-dessus de l'anneau. Il
donne, pour les cas semblables, le conseil

hardi d'aller débrider l'intestin dans la cavité
abdominale, comme le seul moyen de prévenir
une mort cruelle et certaine ; 6.° un très-grand
nombre d'observations sur les pierres enkis-
tées dans la vessie, sur les becs-de-lièvre com-
pliqués, sur les bons effets des injections dans
les plaies du cerveau, de la poitrine, etc.

Petit n'avait point achevé le chapitre des
hernies, il en était resté à celles qui se terminent
par gangrène. La Peyronie s'empresse de remplir cette lacune, et publie, 7.° des observations avec des réflexions sur le traitement con-
venable, et le seul à employer dans ce cas. Je
ne sache pas qu'on ait conseillé avant lui de
passer une anse de fil dans le mésentère pour
retenir hors de l'abdomen l'intestin ouvert et
gangrené jusqu'à la séparation des parties
mortes, et la réunion des parties divisées et
plus ou moins éloignées. 8.° Il est encore le
premier, suivant la remarque de Quesnay, qui
ait fourni des observations exactes sur la dis-
solution putride des humeurs ; c'est d'après
ces observations que Quesnay établit les signes
et les caractères de ces gangrènes funestes,
contre lesquelles toutes les ressources de l'art
sont inutiles (*Mém. de l'Acad. de Chir.*, *tom.*
III, *pag.* 81). Une chose qui devra paraître

étonnante, c'est que ce n'est pas dans le petit nombre d'ouvrages et de mémoires de La Peyronie qu'il faut chercher ses idées et ses observations, mais bien dans ceux de ses collègues. Quand nos chirurgiens, quand un si grand nombre d'auteurs s'empressent de publier les idées des autres dans la crainte d'être prévenus, La Peyronie fait répandre les siennes par ses confrères, leur donne ses observations à condition de n'être pas nommé. (*Voyez son éloge dans le* 2.*e vol. des Mém. de l'Acad. des Sciences*). Quelle grandeur d'âme ne faut-il pas avoir pour mettre sa gloire à augmenter ainsi celle des autres, celle de ses émules, de ses rivaux? C'est à ceux qui connaissent l'amour-propre des auteurs, et qui savent qu'il n'y a point d'aliénation qui coûte autant que celles des productions de l'esprit, à apprécier cette conduite.

On a faussement dit et imprimé que La Peyronie n'avait rien publié. Pour tenir un semblable langage, il faut ne pas connaître tout ce qu'il a fait, souvent il est vrai, au nom des autres, dans la querelle des Médecins et des Chirurgiens, et n'avoir pas même ouvert les mémoires de l'Académie des Sciences dont il

était membre (1), ceux de l'Académie de Chirurgie dont il fut le fondateur et l'âme. Si,
comme Desault, il écrivit peu, comme lui il sut
inspirer des écrivains, proposer des travaux,
montrer un but. On recueillait ses pensées,
on retenait ses paroles ; de toutes parts il faisait jaillir les étincelles de l'émulation , il fé-
condait , il multipliait le germe des talents.
S'il laissa moins de productions que quelques
autres , c'est que ses fonctions près du Souverain, l'obligation qu'il s'était imposée de répon-
dre à la confiance qu'il inspirait lui en laissaient
moins le temps ; et c'est sur-tout parce qu'il

---

(1) Les mémoires de l'Académie des Sciences contiennent
de lui une description anatomique de l'animal qui porte le
musc. L'organe destiné à filtrer ce parfum est décrit avec la
plus grande exactitude. Un sac particulier à cet animal reçoit
la pommade odorante par les canaux excrétoires de deux
glandes placées des deux côtés de ce sac et soutenues chacune
par un muscle destiné à les comprimer. Ces glandes sont
composées d'une quantité considérable de petits sacs qui sont
eux-mêmes remplis d'autres organes plus déliés. Le mémoire
qu'il donna sur le siége de l'Ame n'est pas moins curieux.
Il fait voir que toutes les parties du cerveau où l'on place
ce siége , ont pu être et ont été réellement détruites sans que
les fonctions de l'Ame aient été altérées ; mais que le corps
calleux n'est jamais affecté, même légèrement, sans qu'elles
soient suspendues. Ce qu'il y a de certain, c'est qu'il détruit
par des faits incontestables toutes les opinions qu'il combat :
et c'est beaucoup en matière de physique , que d'être averti
qu'une route dans laquelle on pourrait s'engager, ne conduit
à rien.

était très-difficile, et qu'il regardait comme
inutiles toute observation, tout exposé, tout
ouvrage qui ne détruit aucun préjugé, aucune
erreur, ou ne fournit aucune instruction nouvelle. Leçon utile, et qu'on ne peut trop répé-
ter à ceux qui croient tout ce qu'ils ont vu,
digne d'être inscrit dans les fastes de la médecine. Heureux encore s'ils n'y inscrivaient que
ce qu'ils ont vu!

Si nous portons nos regards du côté de la
pratique, nous voyons que jamais médecin
n'en réunit une aussi belle, n'obtint la confiance d'autant de grands, d'autant de têtes
couronnées. L'histoire nous le montre, appelé
par sa haute réputation, à donner des soins à
un Seigneur Italien, parent et ami du Pape
Clément IX (1), et lui rendant la santé après
lui avoir fait subir des opérations délicates que
nul autre que lui n'eût osé entreprendre. Elle
nous le montre signalant ses grands talents sous
les yeux même de Louis XIV, et guérissant le
Duc de Chaulnes affecté d'une fistule qui avait
résisté aux soins des chirurgiens les plus re-
nommés. Appelé peu de temps après par le

---

(1) Le Pape voulant donner à La Peyronie des preuves de
son estime et de sa reconnaissance, lui envoya l'ordre de
l'Eperon d'or et une médaille en or.

Duc de Lorraine, père de l'Empereur, il l'o-
père et le guérit. La ville de Nancy, pour célébrer le rétablissement de la santé de son
Souverain, fait presque ce que jadis Rome
avait fait pour le médecin qui avait guéri Au-
guste (1); ce que, plus récemment, Mons,
Malines, Anvers, Bruxelles avaient fait ou
avaient voulu faire pour notre Paré (2). Elle
nous le montre encore consulté par le Roi de
Pologne qui suit ses conseils et guérit; par
l'Empereur de Russie qui se félicite pour lui,
pour son premier Ministre, pour son Chancelier, de s'être confié à ses talents. L'Empé-
reur Charles VII, le Roi de Prusse, l'Electeur
de Cologne, le Duc de Bavière, décorent la
liste de ceux qui lui furent redevables de la

---

(1) Les Romains érigèrent à Musa, qui avait guéri Au-
guste, une statue qu'ils placèrent à côté de celle d'Esculape.
Les Lorrains firent frapper deux cents jettons d'or aux armes
de Nancy d'un côté, et de l'autre celles de La Peyronie, qui
les refusa constamment. Mais, pour ne pas les désobliger, il
accepta une pareille quantité de jettons d'argent.

(2) En reconnaissance de la cure inespérée du Marquis
d'Août, jeune Seigneur très-estimé, la ville de Mons donna
une fête publique à Ambroise Paré qui l'avait opéré. A Anvers il fut traité splendidement par les principaux habitants,
et il refusa par modestie, la réception qu'on se proposait de
lui faire à Bruxelles et à Malines, disant *que ce n'était pas à
lui à qui appartenait tant d'honneur.*

santé. Enfin, il guérit le Dauphin d'un dépôt
considérable à la mâchoire. Il semble qu'il
n'était pas moins né pour conserver la vie et
la santé des Souverains, que pour illustrer la
Chirurgie française.

La Peyronie a eu besoin des secours qu'il
employait avec tant de succès pour les autres,
et s'est trouvé plusieurs fois dans la triste nécessité d'exercer son état sur lui-même (1). Il

---

(1) La Peyronie essuya plusieurs maladies graves auxquelles il échappa par son habileté. Il s'était blessé au petit
doigt en faisant une opération ; les suites de cette blessure
devinrent fâcheuses : on voulut en venir à l'amputation, mais
il s'y opposa et guérit. En 1719, il eut un érysipèle au pied
qui fut suivi d'accidents tels, qu'à une dernière consul-
tation, les maîtres de l'art les plus célèbres avaient décidé
l'amputation de la jambe. Le malade seul n'approuvait pas
cette décision, non par la crainte de l'opération, mais parce
qu'il était persuadé qu'il y avait d'autres moyens de le guérir.
Cependant, il s'était soumis à l'avis de ses confrères avec une
telle résignation, que la nuit qui précéda le jour fixé pour l'o-
pération, il disposa sur le lit, les instruments et tout l'appareil nécessaire : tristes et terribles préparatifs dont on doit
toujours épargner la vue au malade et que le philosophe
même ne peut souvent envisager sans frémir. L'intrépidité de
La Peyronie ne se démentit pas un instant : il attendit le
moment de l'opération sans être seulement ému. Les consul-
tants arrivés examinent de nouveau la jambe, concluent qu'il
n'y a pas de temps à perdre, qu'il faut opérer sur le champ.
La Peyronie examine à son tour, il voit que le mal n'a pas
fait de progrès ; il propose de nouvelles incisions ; prend un
bistouri, fait lui-même la première. Dès ce moment, tous les
accidents diminuent sensiblement; la guérison devient com-

faut voir comment dans les différentes maladies qu'il a éprouvées, il savait tirer, de son
propre malheur, des préceptes utiles aux progrès de la Science. Il faut le voir apposant un
admirable sang-froid aux déchirements de la
douleur, faisant avec calme les préparatifs de
l'amputation de la jambe qu'il est prêt à subir;
il faut le voir dans la délibération, opposant
son opinion à celle de ses confrères, comptant
plus sur sa main que sur celle de ses collègues
dont il redoute l'amitié, l'armant du fer de la
Chirurgie, et ouvrant une ample issue aux
humeurs prêtes à en opérer la mortification.
En rapprochant ce trait de la vie de La Peyronie, de l'évènement malheureux arrivé à
Paré, et en comparant la conduite de ces
deux grands hommes, à qui la Chirurgie a de
si grandes obligations, on ne sait ce qu'on
doit admirer davantage, du calme qu'ils opposent à la douleur, de la prudence qui dirige
leur conduite, de la résignation avec laquelle

plète en peu de temps, et le malade doit à son habileté, à son
courage et à son expérience la conservation de sa jambe.

La Peyronie se crut aussi attaqué de la pierre; il se sonda
et se fit sonder plusieurs fois sans la découvrir; mais il per-
sista dans son opinion qui fut justifiée après sa mort. On lui
trouva une pierre du poids de trois onces.

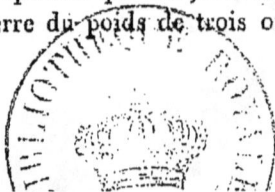

ils supportent les accidents les plus graves, en
entrevoyant les plus funestes résultats, enfin
de tous les préceptes utiles au progrès de la
Science et au bonheur de l'humanité, qu'ils
savent tirer de leur propre infortune.

D'Alembert a dit, que les hommes ne se
polissent guère dans le commerce de la vie
sans une altération de leur propre caractère,
sans quelque déchet de leur valeur intrin-
sèque; qu'ils ont le sort des pièces de monnoie
qui, en circulant, n'acquièrent une surface
plus polie qu'aux dépens de leur poids et de
leur empreinte. Toujours le même, La Peyronie ne perdit, par ses liaisons, aucun de ses
traits caractéristiques. S'il obtint la confiance
des grands, ce qui prouve sa réputation, il
eut aussi celle des pauvres, ce qui prouve
qu'il était humain et généreux, car les indi-
gens ne s'adressent qu'à leurs bienfaiteurs (1).
Toujours, il donna indistinctement ses soins
aux uns et aux autres. Toujours il sut leur inspirer cette confiance, cette tranquillité si favorable à la guérison. Toujours on le vit ou-

---

(1) On sait que La Peyronie était dans l'intention de trans-
former son château en un hôpital, lorsque la mort vint l'empêcher de mettre à exécution ses vues bienfaisantes.

blier, avec ses collègues, la distance que sem-
blaient mettre entre eux les talents, le rang
et la fortune ; aider de ses conseils, de son
crédit, de sa bourse, ses jeunes confrères qui
annonçaient du goût et des dispositions. Non-
seulement il est resté fidèle à la Chirurgie au
sein de la fortune et de la grandeur, mais il
s'est plu à réfléchir sur elle tout l'éclat de
son savoir, tout le lustre de ses hautes dignités.

La Peyronie ne s'est point marié. Quelle
affection aurait eu à offrir à une épouse,
quels biens aurait eu à laisser à des enfants,
l'homme qui avait voué ses talents, sa fortune, son existence toute entière à l'illustration de la Chirurgie, au soulagement des
malheureux ?

Quand, me reportant au temps où naquit
ce grand homme, je vois la Chirurgie rejetée
de l'Université, dépouillée de sa dignité pri-
mitive, flétrie et déshonorée par l'union qu'elle
avait imprudemment contractée, luttant con-
tinuellement depuis trois siècles pour son indépendance : quand je pense que J.-L. Petit
n'avait pas le droit de professer publiquement
l'art qu'il enrichissait par ses travaux et ses
découvertes, qu'il ennoblissait par ses vertus ;

que cet art était le plus souvent exercé ou par
de sales et ignorants manœuvres, ou par d'or-
gueilleux moines qui accusaient Louis d'im-
péritie, ou par d'autres espèces de charlatans
sédentaires ou ambulants, qui, sous les noms
d'oculistes, de dentistes, de herniaires, de
rabilleurs, etc. etc., aveuglaient, mutilaient,
estropiaient et tuaient impunément une partie
de l'espèce humaine ; que le peuple s'adressait
aux bourreaux pour le traitement des entorses,
des luxations, des fractures. Quand, ensuite,
portant mes regards sur quelques points de
pratique, je vois la Chirurgie gémissant sous
un immense et ridicule amas d'instruments,
de machines aussi inutiles que cruels ; l'art
des pansements ne consistant que dans l'application de graisses, d'onguents, de résines,
de baumes, d'emplâtres qui n'opérèrent jamais une guérison, et n'obtinrent jamais l'approbation d'un homme de génie : l'habitude où
l'on était de sonder toute espèce de plaie,
quels que fussent leur profondeur, leur direction, leur siége ; le couteau courbe exclusivement adopté pour toute espèce d'amputation ; la ligaturé des vaisseaux ignorée ou
inusitée malgré les travaux, les conseils et
l'exemple de Paré ; le traitement des maladies

des os ne consistant que dans l'emploi de machines, plus propres à élever ou renverser des remparts qu'à agir sur le corps humain, réclamant le génie de Petit et celui de Desault ; enfin, quand je vois, à cette époque, le Souverain le plus puissant de l'Europe, Louis XIV., au moment d'être victime de l'ignorance, de la pusillanimité des chirurgiens, de l'opprobre dans lequel il avait laissé leur art sous son règne ; je sens que la Chirurgie méritait quelques-uns des reproches qui lui étaient adressés.

Lorsque, ensuite, je la vois débarrassée de ses honteuses entraves, affranchie du joug de la médecine, prenant un noble essor, devenue l'objet de l'attention et de l'estime publiques. Lorsque je vois de nombreux et zélés Professeurs chargés de l'enseigner publiquement, et d'en inspirer le goût : une réunion imposante de gens à talents, travaillant de concert à son lustre et à ses progrès ; portant un sévère examen sur tout ce qui se faisait, n'adoptant pour vrai que le résultat constant et invariable de l'observation ; remplaçant un nombreux et inutile arsenal par le tourniquet, le forceps, l'aiguille à ligature, la pince à artères, et un petit nombre d'autres instruments aussi simples que fréquemment utiles; cherchant moins les occasions d'opérer, que les moyens d'opérer moins et d'opérer mieux. Lorsque je vois, en même temps, s'élever dans la Capitale, à Montpellier, et dans les principales villes de la France, de majestueux édifices; nouveaux temples dans de nouvelles Epidaure, destinés à réunir tous les objets consacrés au culte du Dieu de la Médecine. Lorsque je vois l'Art protégé par Lueine, enseigné et exercé par Levret et ses élèves, et, par suite de cette heureuse innovation, les principes de cet Art salutaire clairement et solidement établis, les procédés simplifiés, mieux déterminés, les ressources agrandies, l'expérience plus sûrement et plus rapidement acquise, et cet art, en général, porté à un haut degré de perfectionnement. Lorsque, enfin, je vois le premier chirurgien de campagne, familiarisé avec la maladie à laquelle le Souverain que je viens de nommer a failli à succomber, en état de l'opérer et de la guérir plus facilement et plus sûrement que Felix, premier chirurgien de Louis XIV, ne le guérit après deux mois d'essais, de tâtonnemments, d'expériences, etc: je demande combien se sont écoulés de siècles entre ces deux

époques. Et quand on me répond que quelques années ont suffi à La Peyronie pour
opérer autant de prodiges, j'admire le pouvoir
du génie, et je suis plein de vénération pour
le Grand homme.

Et quand j'apprends que c'est de la même
époque, que l'on a vu le plus de talents se
développer ; que l'esprit d'émulation a été le
plus excité ; que l'Europe a été peuplée d'un
plus grand nombre de chirurgiens habiles
formés en France ; que la Chirurgie française,
laissant loin d'elle celle des autres nations, a
eu ses Sabatier, ses Desault, ses Choppart,
ses Bichat, ses M.-A. Petit, etc. etc., qu'elle
en compte aujourd'hui un si grand nombre,
non-seulement dans la Capitale, mais sur
toute la surface de la France, dont le mérite,
l'émulation, les travaux semblent nous repor-
ter aux beaux jours de l'Académie, et nous
en feraient moins regretter la perte, si un
La Peyronie nouveau réunissait tous ces
hommes célèbres, pour travailler de concert
aux progrès de l'Art et au bonheur de l'humanité...... .. Ne pouvant exprimer toute mon
admiration, je m'incline profondément avec
humilité, et reconnaissance.

Mais, quand on m'ajoute que la même

époque a encore vu terminer les dissentions,
les querelles qui ont été si long-temps également nuisibles aux progrès de l'Art et à la
considération des médecins ; quand, à leur
célèbre et antique rivalité, je vois succéder
une noble émulation par laquelle tous ceux
qui se livrent à l'exercice de l'Art conspirent
au même but, réunissent leurs lumières, leurs
efforts pour ajouter à son utilité et à sa gloire,
et faire jouir le public, long-temps fatigué de
leurs querelles, des fruits de la concorde qui
les unit désormais pour toujours ; quand je
sais que ces services ont été rendus à l'Art et
à l'humanité par La Peyronie, par les membres de l'Académie de Chirurgie, je voudrais
avoir vécu avec ces bienfaiteurs du genre
humain : j'aurais établi mon domicile à l'Académie, et La Peyronie aurait reçu éternellement mon culte et mon hommage.

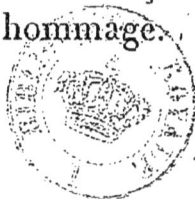

www.ingramcontent.com/pod-product-compliance
Lightning Source LLC
Chambersburg PA
CBHW071214200326
41519CB00018B/5519